INFIRMIER(E) DE L'ÉDUCATION NATIONALE ET DE L'ENSEIGNEMENT SUPÉRIEUR

Badia Jabrane

Ouvrage dirigé par Laurence Brunel

SOMMAIRE

CADRE RÉGLEMENTAIRE DU CONCOURS D'INFIRMIER(E) DE L'ÉDUCATION NATIONALE ET DE L'ENSEIGNEMENT SUPÉRIEUR

PARTIE I

Les concours d'infirmier(e) de l'éducation nationale et de l'enseignement supérieur sont des **concours de type déconcentré**.

Comparaison entre concours national et concours déconcentré

	CONCOURS NATIONAL	CONCOURS DÉCONCENTRÉ
Public concerné	**Administratifs** (concours interne d'attaché pour l'Éducation nationale et l'enseignement supérieur)	**Administratifs** (adjoint administratif, secrétaire administratif)
	Sociaux (concours interne de conseiller technique de service social)	**Sociaux** (assistant(e) de service social)
	Santé (concours de médecin de l'Éducation nationale)	**Santé** (infirmier de l'Éducation nationale et de l'enseignement supérieur)
Qui organise ?	Le ministère de l'Éducation nationale	Les recteurs d'académie et les vice-recteurs **en fonction de leurs besoins**
Lieu de l'épreuve écrite	Localement dans l'académie d'inscription	
Lieu de l'épreuve orale	À Paris	Localement dans l'académie d'inscription **Les affectations des lauréats ne sont prononcées que dans l'académie ou le vice-rectorat d'inscription**
Inscription au concours	Septembre	Premier trimestre de chaque année

Les infirmiers travaillant dans les administrations de l'État sont, depuis le 1er juin 2012, des agents de la catégorie A.

1 | CONDITIONS D'ACCÈS

CONDITIONS GÉNÉRALES

Liées au statut de la fonction publique :

- posséder la nationalité française ou être citoyen de l'Espace économique européen (EEE) ou suisse. Toutefois aucune condition de nationalité n'est exigée d'un agent non titulaire. Il doit être titulaire d'un titre de séjour l'autorisant à travailler en France ;

- avoir ses droits civiques (droit de vote, d'élection et d'éligibilité) et avoir un casier judiciaire vierge (bulletin n° 2 du casier judiciaire) ;

- être à jour du service national : être recensé et justifier de la journée de défense et de citoyenneté ;

- avoir une bonne aptitude physique sans contre-indication médicale.

Il faut préciser qu'il n'y a aucune limite d'âge.

CONDITIONS SPÉCIFIQUES

Le concours est ouvert aux candidats possédant :

- l'un des titres de formation, certificats ou diplômes mentionnés aux articles L. 4311-3 et L. 4311-5 du code de la santé publique (titre de formation d'infirmier responsable des soins généraux ; diplôme d'État d'infirmier de secteur psychiatrique) ;

- d'une autorisation d'exercer la profession d'infirmier délivrée en application de l'article L. 4331-4 du même code.

2| MISSIONS DE L'INFIRMIER(E) DE L'ÉDUCATION NATIONALE

Elles sont explicitées à l'article 2[1] du décret portant statut des infirmier(e)s de l'Éducation nationale. Pour les synthétiser, nous pouvons distinguer quatre types de champ d'action.

EN SANTÉ PRIMAIRE

L'infirmier(e) participe à la mise en œuvre de la politique de santé de l'Éducation nationale, et notamment aux actions destinées à prévenir toute altération de la santé des élèves, et/ou des étudiants.

EN SANTÉ SECONDAIRE

L'infirmier(e) effectue tous les actes professionnels sur prescription ou conseil médical liés à son champ de compétence et ceux liés au rôle propre qui lui est dévolu. L'infirmier(e) est habilité à accomplir des soins d'urgence en se référant au protocole national sur l'organisation des soins et des urgences dans les établissements scolaires (janvier 2000)[2].

Il ou elle intervient auprès des élèves, de l'équipe pédagogique en cas d'événement grave ou traumatisant (cellule d'écoute ou de crise en partenariat avec le médecin scolaire).

EN SANTÉ TERTIAIRE

L'infirmier(e) contribue à l'intégration scolaire des enfants et des adolescents atteints de handicap ou atteints de trouble de la santé évoluant sur une longue période. Il ou elle participe aux actions d'éducation liées à la pathologie dont souffre l'enfant ou l'adolescent (actions individuelles). Il ou elle développe une dynamique d'éducation à la santé en menant des actions collectives à partir des directives nationales, à la demande de l'équipe pédagogique ou des étudiants. Les thèmes peuvent porter sur la consommation de produits addictifs, sur l'hygiène alimentaire, le sommeil,

1. www.legifrance.gouv.fr Décret n° 2012-762 du 9 mai 2012 portant dispositions statutaires communes aux corps d'infirmiers de catégorie A des administrations de l'État.

2. www.education.gouv.fr/bo/2000/hs1/default.htm Protocole national sur l'organisation des soins et des urgences dans les écoles et les établissements publics locaux d'enseignement (EPLE).

le stress... Ces actions de sensibilisation sont définies au sein du **Comité d'éducation à la santé et à la citoyenneté (CESC)** qui est présent dans les établissements publics, ou commun à plusieurs établissements.

EN TANT QUE PARTENAIRE DE L'ÉQUIPE PÉDAGOGIQUE

L'infirmier(e), par son rôle de professionnel de la santé, concourt aux côtés de l'équipe pédagogique à promouvoir et accompagner la réussite et l'épanouissement scolaires des élèves et étudiants. Il ou elle fait partie intégrante de la communauté éducative de l'établissement. L'infirmier(e) assure un rôle d'écoute et de soutien psychologique pour les élèves et étudiants dès lors qu'il y a une incidence sur leur santé, leur scolarité ou leur vie sociale.

L'infirmier(e) participe également au Comité d'hygiène et de sécurité (CHS) où il ou elle tient un rôle de conseiller.

Il ou elle a un rôle de formateur aux gestes de premiers secours de niveau 1.

3| CONCOURS D'INFIRMIER DE L'ÉDUCATION NATIONALE ET DE L'ENSEIGNEMENT SUPÉRIEUR

■ LE PROFIL ATTENDU DU CANDIDAT

Ce profil englobe tous les aspects requis pour être infirmier(e) : maîtrise de soi, conscience professionnelle, déontologie, secret professionnel.

■ LES DATES DES CONCOURS

Elles dépendent des académies. Le candidat devra contacter l'académie où il souhaite s'inscrire pour obtenir les dates des concours. Généralement les inscriptions se font lors du premier trimestre de chaque année. L'épreuve écrite se déroule courant mars et l'épreuve orale courant mai.

■ DE L'INSCRIPTION AUX ÉPREUVES DU CONCOURS

Modalités d'inscription

Le candidat doit déposer un dossier de candidature complet qui doit contenir :

- une copie des titres et diplômes acquis ;

- un *curriculum vitae* détaillé indiquant les formations qu'il a suivies, les emplois qu'il a éventuellement occupés, les stages qu'il a effectués et, le cas échéant, la nature des activités et travaux de recherche qu'il a réalisés ou auxquels il a pris part.

À l'issue de la réception du dossier d'inscription du candidat, celui-ci reçoit une convocation qu'il doit présenter pour passer l'épreuve.

ATTENTION

Le défaut de réception de la convocation ne saurait engager la responsabilité de l'administration. Si vous n'avez pas reçu votre convocation **huit jours avant la date de début des épreuves, prenez contact avec le service dont votre centre dépend.**

LE CONCOURS CLASSIQUE

Recrutement

Le recrutement se fait par voie de concours sur titre et est organisé par les **recteurs d'académie et les vice-recteurs** sous forme de deux épreuves :

• une épreuve écrite d'admissibilité d'une durée de 3 heures, notée sur 20 points et de coefficient 1. Une note inférieure à 08/20 est éliminatoire.

• une épreuve orale d'admission d'une durée de 30 minutes notée sur 20 points et de coefficient 2. Pour être admis, le candidat doit avoir une note supérieure ou égale à 10/20.

Résultats des concours

Après délibération, le jury dresse par ordre de mérite une liste principale avec les candidats admis en fonction des places ouvertes en pré-concours et, en même temps, il saisit une liste complémentaire.

LE CONCOURS RÉSERVÉ

Ce concours est ouvert aux agents non titulaires qui doivent remplir certaines conditions d'exercice :

• occuper un poste dans les services centraux ou déconcentrés, établissements publics ou autorité publique relevant du ministère de l'Éducation nationale et du ministère de l'Enseignement supérieur et de la Recherche ;

• avoir la possibilité d'accéder à l'emploi titulaire dans certains corps de fonctionnaires par la voie de recrutements spécifiques ;

• être un agent contractuel de droit public, en fonction ou en congés (prévus par le décret n° 86-83 du 17 janvier 1986) au 31 mars 2011 ou dont le contrat a cessé entre le 1er janvier et le 31 mars 2011.

Éligibilité

Sont éligibles aux recrutements réservés les personnels non titulaires suivants :

• les personnels qui remplissent les conditions d'accès au CDI au 13 mars 2012 avec une quotité de service égale ou supérieure à 70 % d'un temps complet (conditions définies aux articles 8 et 9 de la loi n° 2012-347 du 12 mars 2012) ;

• les personnels bénéficiant d'un CDI avec une quotité de service égale ou supérieure à 70 % d'un temps complet à la date du 31 mars 2011 (sur le fondement des articles 4 ou 6, 1er alinéa de la loi du 11 janvier 1984 dans sa rédaction antérieure à la loi du 12 mars 2012 ou du I de l'article 34 de la loi du 12 avril 2000) ;

• les personnels bénéficiant d'un CDD avec une quotité de service égale ou supérieure à 70 % d'un temps complet à la date du 31 mars 2011, pour répondre à un besoin permanent de l'administration (sur le fondement des articles 4, ou 6, 1er alinéa de la loi du 11 janvier 1984. Au moins deux années de services publics effectifs en équivalent temps plein doivent avoir été accomplies dans les quatre ans précédant le 31 mars 2011 et au moins quatre années doivent avoir été accomplies à la date de clôture des inscriptions) ;

• les personnels bénéficiant d'un CDD avec une quotité de service égale ou supérieure à 70 % d'un temps complet à la date du 31 mars 2011, pour répondre à un besoin temporaire (sur le fondement des articles 3, 9e alinéa ou 6, 2e alinéa de la loi du 11 janvier 1984. Au moins quatre années de services publics effectifs en équivalent temps plein doivent avoir été accomplies dans les cinq ans précédant le 31 mars 2011).

Conditions d'ancienneté

Le candidat doit justifier d'une certaine ancienneté de service auprès du même employeur. Pour en savoir plus sur ces conditions, vous pouvez vous reporter à la circulaire de la fonction publique du 26 juillet 2012[3] relative à la mise en œuvre du dispositif d'accès à l'emploi titulaire dans la fonction publique de l'État.

3. http://circulaire.legifrance.gouv.fr/pdf/2012/07/cir_35567.pdf

Les agents éligibles à ce dispositif de concours ne peuvent faire acte de candidature qu'à un seul recrutement réservé au titre d'une même session. En revanche, ils peuvent dans le même temps se présenter au concours de droit commun.

Épreuve du concours réservé

Elle comporte une seule épreuve orale d'admission qui permet de valider la reconnaissance des acquis de l'expérience professionnelle. Elle consiste en un entretien avec un jury d'une durée de 30 minutes visant à apprécier la personnalité du candidat, sa motivation, ses capacités à se situer dans un environnement professionnel et à exercer les fonctions normalement dévolues aux fonctionnaires du corps d'accueil du ministère concerné ainsi que les compétences acquises lors de son parcours professionnel.

Modalités de l'épreuve

Le candidat devra constituer un dossier de reconnaissance des acquis de l'expérience professionnelle (RAEP)[4]. Le candidat remet son dossier à une date fixée dans l'arrêté d'ouverture du concours. Le dossier de reconnaissance des acquis de l'expérience professionnelle n'est pas noté.

> La reconnaissance des acquis de l'expérience professionnelle (RAEP) est un mécanisme d'évaluation et de comparaison des savoirs, des compétences et aptitudes professionnelles, fondé sur des critères professionnels. L'évaluation des acquis de l'expérience permet à un jury de conclure à la capacité des personnes concernées à exercer de nouvelles fonctions et/ou responsabilités et de départager les candidats à un examen ou un concours au vu de ces critères.

Le site internet du ministère de l'Éducation nationale et de l'Enseignement supérieur a mis en ligne un modèle du dossier de reconnaissance des acquis de l'expérience professionnelle et le guide de remplissage ainsi que la fiche relative à l'emploi-référence d'infirmier du répertoire interministériel des métiers de l'État (RIME)[5].

4. La loi du 2 février 2007 relative à la modernisation de la fonction publique.
5. www.sante.gouv.fr/IMG/pdf/guide_aide_remplissage_RAEP_v2-2.pdf

L'épreuve débute par un exposé du candidat, d'une durée de dix minutes au plus, présentant son dossier de reconnaissance des acquis de l'expérience professionnelle et se poursuit par un échange avec le jury portant sur les connaissances professionnelles acquises par le candidat. Le cas échéant, le jury peut demander au candidat son avis sur une situation pratique ou une problématique en lien avec la vie professionnelle.

Cette épreuve est notée sur 20 points.

LA RÉMUNÉRATION EN BRUT MENSUEL

En début de carrière, elle est de 2 037 euros (échelon 4). En fin de carrière, elle peut arriver jusqu'à 2 797 euros (échelon 11, hors classe)[6].

L'ÉVOLUTION DE CARRIÈRE

Après avoir atteint le 5e échelon avec neuf ans au moins de services effectifs en tant qu'infirmier de catégorie A ou dans un corps de militaire d'infirmiers de niveau équivalent, dont quatre années accomplies dans un des corps régis par le décret n° 2012-762 du 9 mai 2012, le professionnel peut être promu à la classe supérieure du grade d'infirmiers.

6. Données au 10 décembre 2012.

FICHES SANITAIRES ET SOCIALES

PARTIE II

Pour préparer efficacement et sereinement le concours d'infirmier(e) de l'Éducation nationale et de l'enseignement supérieur, le candidat doit avoir un minimum de connaissances concernant l'exercice de la profession d'infirmier telle qu'elle est définie dans le programme fixé pour l'obtention du diplôme d'État d'infirmier. Le candidat est questionné dans le cadre des missions que sont amenés à remplir les infirmiers de l'Éducation nationale et de l'enseignement supérieur.

Nous allons vous donner, sous forme de fiches récapitulatives, les principales matières sur lesquelles peuvent porter les épreuves. Le candidat doit savoir que ces données sont des prérequis pour un professionnel de la santé, vous devez donc accorder une grande partie de la préparation du concours à vous les réapproprier.

De plus, certains candidats ayant reçu une formation d'infirmier antérieure au référentiel infirmier de décembre 2009 doivent se familiariser avec ce nouveau dispositif pédagogique.

FICHE N° 1 | RÉFÉRENTIEL INFIRMIER DÉCEMBRE 2009[1]

DÉFINITION DU MÉTIER D'INFIRMIER

Évaluer l'état de santé d'une personne et analyser les situations de soins ; concevoir et définir des projets de soins personnalisés ; planifier des soins, les prodiguer et les évaluer ; mettre en œuvre des traitements. Les infirmiers dispensent des soins de nature préventive, curative ou palliative, visant à promouvoir, maintenir et restaurer la santé, ils contribuent à l'éducation à la santé et à l'accompagnement des personnes ou des groupes dans leur parcours de soins en lien avec leur projet de vie. Les infirmiers interviennent dans le cadre d'une équipe pluri-professionnelle, dans des structures et à domicile, de manière autonome et en collaboration.

APPRENTISSAGE POUR ACQUÉRIR DIX COMPÉTENCES

Cinq compétences « cœur de métier »	Cinq compétences « transverses »
Évaluer une situation clinique et établir un diagnostic dans le domaine des soins infirmiers	Communiquer et conduire une relation dans un contexte de soins
Concevoir et conduire un projet de soins infirmiers	Analyser la qualité des soins et améliorer sa pratique professionnelle
Accompagner une personne dans la réalisation de ses soins quotidiens	Rechercher et traiter des données professionnelles et scientifiques
Mettre en œuvre des actions à visée diagnostique et thérapeutique	Organiser et coordonner des interventions soignantes
Initier et mettre en œuvre des soins éducatifs et préventifs	Informer et former des professionnels et des personnes en formation

1. Arrêté du 31 juillet 2009 relatif au diplôme d'État d'infirmier (www.legifrance.gouv.fr) modifié au 30 décembre 2012.

PROGRAMME DE FORMATION[2]

Dans le tableau ci-dessous, vous allez retrouver l'intitulé des unités d'enseignement. Les unités figurant en gras sont les unités qui sont souvent interrogées lors de l'épreuve écrite. Vous devez donc les reprendre attentivement.

1 : SCIENCES HUMAINES, SOCIALES ET DROIT	UE 1.1.S1 PSYCHOLOGIE, SOCIOLOGIE, ANTHROPOLOGIE UE 1.1.S2 PSYCHOLOGIE, SOCIOLOGIE, ANTHROPOLOGIE UE 1.2.S2 SANTÉ PUBLIQUE ET ÉCONOMIE DE LA SANTÉ UE 1.2.S3 SANTÉ PUBLIQUE ET ÉCONOMIE DE LA SANTÉ **UE 1.3.S1 LÉGISLATION, ÉTHIQUE, DÉONTOLOGIE** **UE 1.3.S4 LÉGISLATION, ÉTHIQUE, DÉONTOLOGIE**

2. Pour aller plus loin : *Diplôme d'État d'infirmier, Toutes les UE* par semestre, ouvrages de Badia Jabrane parus aux Éditions Studyrama.

2 : SCIENCES BIOLOGIQUES ET MÉDICALES	UE 2.1.S1 BIOLOGIE FONDAMENTALE UE 2.2.S1 CYCLES DE LA VIE ET GRANDES FONCTIONS **UE 2.3.S2 SANTÉ, MALADIE, HANDICAP, ACCIDENTS DE LA VIE** UE 2.4.S1 PROCESSUS TRAUMATIQUES UE 2.5.S3 PROCESSUS INFLAMMATOIRES ET INFECTIEUX UE 2.6.S2 PROCESSUS PSYCHOPATHOLOGIQUES UE 2.6.S5 PROCESSUS PSYCHOPATHOLOGIQUES UE 2.7.S4 DÉFAILLANCES ORGANIQUES ET PROCESSUS DÉGENÉRATIFS UE 2.8.S3 PROCESSUS OBSTRUCTIFS UE 2.9.S5 PROCESSUS TUMORAUX UE 2.10.S1 INFECTIOLOGIE HYGIÈNE UE 2.11.S1 PHARMACOLOGIE ET THÉRAPEUTIQUES UE 2.11.S3 PHARMACOLOGIE ET THÉRAPEUTIQUES UE 2.11.S5 PHARMACOLOGIE ET THÉRAPEUTIQUES

3 : SCIENCES ET TECHNIQUES INFIRMIÈRES, FONDEMENTS ET MÉTHODES	UE 3.1.S1 RAISONNEMENT ET DÉMARCHE CLINIQUE INFIRMIÈRE UE 3.1.S2 RAISONNEMENT ET DÉMARCHE CLINIQUE INFIRMIÈRE **UE 3.2.S2 PROJET DE SOINS INFIRMIERS** **UE 3.2.S3 PROJET DE SOINS INFIRMIERS** **UE 3.3.S3 RÔLES INFIRMIERS, ORGANISATION DU TRAVAIL ET INTERPROFESSIONNALITÉ** **UE 3.3.S5 RÔLES INFIRMIERS, ORGANISATION DU TRAVAIL ET INTERPROFESSIONNALITÉ** UE 3.4.S4 INITIATION À LA DÉMARCHE DE RECHERCHE UE 3.4.S6 INITIATION À LA DÉMARCHE DE RECHERCHE UE 3.5.S4 ENCADREMENT DE PROFESSIONNELS DE SOINS

4 : SCIENCES ET TECHNIQUES INFIRMIÈRES, INTERVENTIONS	UE 4.1.S1 SOINS DE CONFORT ET DE BIEN ÊTRE **UE 4.2.S2 SOINS RELATIONNELS** **UE 4.2.S3 SOINS RELATIONNELS** **UE 4.2.S5 SOINS RELATIONNELS** **UE 4.3.S2 SOINS D'URGENCES** **UE 4.3.S4 SOINS D'URGENCES** UE 4.4.S2 THÉRAPEUTIQUES ET CONTRIBUTION AU DIAGNOSTIC MÉDICAL UE 4.4.S4 THÉRAPEUTIQUES ET CONTRIBUTION AU DIAGNOSTIC MÉDICAL UE 4.4.S5 THÉRAPEUTIQUES ET CONTRIBUTION AU DIAGNOSTIC MÉDICAL UE 4.5.S2 SOINS INFIRMIERS ET GESTION DES RISQUES UE 4.5.S4 SOINS INFIRMIERS ET GESTION DES RISQUES **UE 4.6.S3 SOINS ÉDUCATIFS ET PRÉVENTIFS** **UE 4.6.S4 SOINS ÉDUCATIFS ET PRÉVENTIFS** UE 4. 7S5 SOINS PALLIATIFS ET DE FIN DE VIE UE 4. 8S6 QUALITÉ DES SOINS ÉVALUATION DES PRATIQUES

5 : INTÉGRATION DES SAVOIRS ET POSTURE PROFESSIONNELLE INFIRMIÈRE	UE 5.1.S1 ACCOMPAGNEMENT DANS LA RÉALISATION DES SOINS QUOTIDIENS **UE 5.2.S2 ÉVALUATION D'UNE SITUATION CLINIQUE** **UE 5.3.S3 COMMUNICATION, CONDUITE DE PROJET** **UE 5.4.S4 SOINS ÉDUCATIFS, FORMATION DES PROFESSIONNELS ET DES STAGIAIRES** UE 5.5.S5 MISE EN ŒUVRE DES THÉRAPEUTIQUES ET COORDINATION DES SOINS UE 5.6.S6 ANALYSE DE LA QUALITÉ ET TRAITEMENT DE DONNÉES SCIENTIFIQUES ET PROFESSIONNELLES UE 5.7. UE OPTIONNELLE UE 5.8 STAGE PROFESSIONNEL
6 : MÉTHODES DE TRAVAIL	UE 6.1 MÉTHODES DE TRAVAIL ET TIC UE 6.2 ANGLAIS

OBJECTIFS ET PRINCIPES DE LA FORMATION

Les objectifs concourent à :

- répondre aux besoins de santé ;
- professionnaliser le parcours des étudiants (construction progressive de ses compétences) ;
- l'autonomisation, la responsabilisation et la réflexivité de l'étudiant (analyse des situations et mise en œuvre d'interventions adaptées) ;
- la mise en place d'un portfolio de l'étudiant (outil de suivi de l'étudiant) ;
- développer une éthique professionnelle.

« *Exercés au raisonnement clinique et à la réflexion critique, les professionnels ainsi formés seront compétents, capables d'intégrer plus rapidement de nouveaux savoirs et sauront s'adapter à des situations variées.* »

Les principes de la formation sont au nombre de trois :

- **comprendre** : l'étudiant acquiert les savoirs et savoir-faire nécessaires à la compréhension des situations ;
- **agir** : l'étudiant mobilise les savoirs et acquiert la capacité d'agir et d'évaluer son action ;
- **transférer** : l'étudiant conceptualise et acquiert la capacité de transposer ses acquis dans des situations nouvelles.

Ces principes sont enseignés par **la posture réflexive** et suivis grâce au **portfolio de l'étudiant**.

DURÉE DE LA FORMATION

Enseignements théoriques	Enseignements pratiques	Travail personnel	Travaux dirigés, suivi pédagogique
1 800 heures	2 100 heures	900 heures	300 heures
Total : 5 100 heures sur six semestres, soit trois ans			

SYSTÈME LMD (LICENCE MASTER DOCTORAT)

Le système de notation universitaire permet l'attribution de crédits conformément au système européen de transferts de crédits European Credits Transfert System (ECTS). Chaque semestre de formation permet d'acquérir 30 ECTS. Le diplôme d'État d'infirmier valide l'obtention de 180 crédits européens.

Pour aller plus loin : www.sante.gouv.fr/IMG/pdf/arrete_du_31_juillet_2009.pdf

FICHE N° 2 | TEXTES LÉGISLATIFS RELATIFS AUX DROITS DES USAGERS DE LA SANTÉ

Le candidat doit connaître les différents textes législatifs référencés ci-dessous ainsi que leurs dates de parution. Ces éléments théoriques classés chronologiquement permettront au candidat de mieux appréhender les questions lors de l'épreuve écrite. Pour chaque contenu réglementaire, nous avons synthétisé les idées principales à retenir.

1789 (26 août)	La déclaration des droits de l'homme et du citoyen.
1946	Le droit à la protection de la santé. Il est reconnu par le Préambule de la Constitution.
1948	La déclaration universelle des droits de l'homme.
1950	La Convention européenne des droits de l'homme ou Convention de sauvegarde des droits de l'homme et des libertés fondamentales.
1966 (4 novembre)	La déclaration des principes de la coopération culturelle internationale, proclamée par la Conférence générale de l'Organisation des Nations unies pour l'éducation, la science et la culture.
1974 (14 janvier)	Le décret n° 74-27 relatif aux règles de fonctionnement des centres hospitaliers et des hôpitaux locaux. La charte du malade hospitalisé : concept du malade « objet de soins » au malade « sujet de soins ».
1983	La Déclaration de principe sur la prestation des soins aux patients souffrant de douleurs chroniques violentes en phase terminale de maladie - AMM (Association médicale mondiale).
1985 (13 décembre)	La déclaration sur les droits de l'homme des personnes qui ne possèdent pas la nationalité du pays dans lequel elles vivent. Elle a été adoptée par l'assemblée générale dans sa résolution 47/144.
1995 (6 mai)	La circulaire DGS/DH/95 n° 22, relative aux droits des patients hospitalisés : la Charte du patient hospitalisé.
1997 (4 avril)	La Convention sur les droits de l'homme et la biomédecine.
1999 (9 juin)	La loi n° 99-477 sur le droit à l'accès aux soins palliatifs.
1999 (25 juin)	Conseil de l'Europe : adoption d'une résolution contre l'euthanasie et en faveur des soins palliatifs.

2000	La Charte européenne des droits fondamentaux.
2002 (19 février)	La circulaire DHOS/O 2/DGS/SD 5 D n° 2002, relative à l'organisation des soins palliatifs et de l'accompagnement (non parue au JO), en application de la loi n° 99-477 du 9 juin 1999, visant à garantir le droit à l'accès aux soins palliatifs.
2002 (4 mars) www.legifrance.gouv.fr	Loi n° 2002-303 relative aux droits des malades et à la qualité du système de santé : consentement du patient, droits fondamentaux des personnes, désignation de la personne de confiance, participation des usagers au fonctionnement du système de santé et mise en place d'un dispositif de conciliation et de règlement amiable des accidents médicaux et des infections nosocomiales, en reconnaissant au patient la possibilité d'être indemnisé des dommages non liés à une faute.
2004 (6 août)	La loi relative à la bioéthique.
2004 (9 août)	La loi relative à la politique de santé publique : la participation des usagers aux politiques publiques de santé et la création de la Commission nationale d'agrément des associations.
2004 (24-25 novembre) www.has-sante.fr	La conférence de consensus : liberté d'aller et venir dans les établissements sanitaires et médico-sociaux, et obligation de soins et de sécurité.
2005 (22 avril)	La loi de Leonetti relative aux droits des malades et à la fin de vie le droit de refus du patient d'être soigné, organisation des situations particulières des personnes en fin de vie et des personnes hors d'état d'exprimer leur volonté ; notion de directives anticipées.
2008 (17 décembre)	La loi n° 2008-1330 de financement de la Sécurité sociale (article 67) qui met en place un dispositif de règlement amiable des victimes du virus de l'hépatite C d'origine transfusionnelle.
2009 (21 juillet) www.legifrance.gouv.fr	La loi n° 2009-879 portant réforme de l'hôpital et relative aux patients, à la santé et aux territoires (HPST) : garantir un égal accès des personnes à des soins sûrs et de qualité, faciliter et rendre plus lisible le parcours de soins en créant des passerelles entre la prise en charge des patients en ville et à l'hôpital, la prévention et le secteur médico-social ; la lutte contre toute forme de discrimination susceptible d'entacher l'égalité d'accès aux soins : à travers le dispositif d'encadrement des dépassements d'honoraires par les médecins, d'une part, et la lutte contre le refus de soigner que des professionnels de santé opposent à certaines personnes malades, d'autre part.
2010 (5 janvier)	La loi n° 2010-2 relative à la reconnaissance et à l'indemnisation des victimes des essais nucléaires français qui crée une possibilité d'indemnisation amiable des victimes de dommages résultant des essais nucléaires français.

1983 (1er août) circulaire.legifrance. gouv.fr	Circulaire n° 83-24 relative à l'hospitalisation des enfants.
1988	Charte de l'enfant hospitalisé : le droit aux meilleurs soins possibles est un droit fondamental, particulièrement pour les enfants (Unesco).
1989 (20 novembre)	Convention internationale des droits de l'enfant par l'ONU : les droits de l'enfant sont exprimés clairement.
1996 (25 janvier)	Convention européenne sur l'exercice du droit des enfants : protection de l'intérêt de l'enfant.
1998 (17 juin)	Loi n° 98-468 relative à la prévention et à la répression des infractions sexuelles ainsi qu'à la protection des mineurs.
2000 (6 mars) www.legifrance.gouv.fr	Loi n° 2000-196 instituant un défenseur des enfants, autorité indépendante.
2002 (4 mars) http://admi.net	Loi n° 2002-305 relative à l'autorité parentale.
2004 (2 janvier)	Loi n° 2004-1 relative à l'accueil et à la protection de l'enfance.
2004 (28 octobre) www.sante.gouv.fr	Circulaire relative à l'élaboration de schémas régionaux d'organisation sanitaire de l'enfant et de l'adolescent et à l'organisation de l'accueil et l'hébergement de l'enfant et de ses parents, de la prise en charge de la douleur.

FICHE N° 3 | POLITIQUE ET PROGRAMME DE SANTÉ PUBLIQUE

La notion de santé publique est apparue progressivement en France. Elle est devenue une préoccupation majeure dès l'instant où les problématiques de santé s'accroissaient.

DÉFINITION DE LA SANTÉ

La première définition a été donnée en 1946 par l'Organisation mondiale de la santé (OMS) : « *La santé est un état de complet bien-être physique, mental et social, et ne consiste pas seulement en une absence de maladie ou d'infirmité.* » Ainsi l'OMS traduit la santé comme le bien-être de tout individu, c'est-à-dire la satisfaction de ses besoins fondamentaux et l'accomplissement de ses capacités physiques, intellectuelles et spirituelles.

DÉFINITION DE LA SANTÉ PUBLIQUE

La santé publique reprend toutes les notions explicitées ci-dessus et s'appuie sur différentes disciplines comme les sciences humaines et biomédicales. L'OMS la définit comme « *la science et l'art de prévenir les maladies, de prolonger la vie et d'améliorer la santé et la vitalité mentale et physique des individus, par le moyen d'une action collective concertée visant à : assainir le milieu ; lutter contre les maladies ; enseigner les règles d'hygiène personnelle ; organiser des services médicaux et infirmiers en vue d'un diagnostic précoce et du traitement préventif des maladies ; mettre en œuvre des mesures sociales propres à assurer à chaque membre de la collectivité un niveau de vie compatible avec le maintien de la santé* ».

Au travers de cette définition, la notion de soins de santé primaire apparaît. Les soins de santé primaire consistent à mettre en œuvre des techniques simples, de technologie peu coûteuse permettant de diagnostiquer et de traiter la plupart des pathologies. Ils associent des actions de promotion de la santé, de prévention aux activités de restauration de la santé. Ils reposent sur un esprit d'autoresponsabilité et d'autodétermination des individus avec comme objectif principal l'accès aux soins pour tous.

PRINCIPE DE SANTÉ PUBLIQUE DANS LA LOI HÔPITAL-PATIENTS-SANTÉ-TERRITOIRE DU 21 JUILLET 2009

L'objectif est l'organisation de l'offre de soins, accessible à tous et répondant aux besoins de santé. Elle comporte quatre volets : *la modernisation des établissements hospitaliers de santé, l'accès de tous à des soins de qualité, la prévention et santé publique, et l'organisation territoriale du système de santé avec la création des agences régionales de santé (ARS).*

LA POLITIQUE DE SANTÉ PUBLIQUE

(Source : www.legifrance.gouv.fr)
Elle est définie à l'article L. 1411-1 de la loi n° 2004-806 du 9 août 2004 où il est explicité que la nation définit sa politique de santé selon **des objectifs pluriannuels**. La détermination de ces objectifs, la conception des plans, des actions et des programmes de santé mis en œuvre pour les atteindre ainsi que l'évaluation de cette politique relèvent de la **responsabilité de l'État**.

La politique de santé publique concerne dix domaines principaux :

1° la surveillance et l'observation de l'état de santé de la population et de ses déterminants ;

2° la lutte contre les épidémies ;

3° la prévention des maladies, des traumatismes et des incapacités ;

4° l'amélioration de l'état de santé de la population et de la qualité de vie des personnes malades, handicapées, et des personnes dépendantes ;

5° l'information et l'éducation à la santé de la population et l'organisation de débats publics sur les questions de santé et de risques sanitaires ;

6° l'identification et la réduction des risques éventuels pour la santé liés à des facteurs d'environnement et des conditions de travail, de transport, d'alimentation ou de consommation de produits et de services susceptibles de l'altérer ;

7° la réduction des inégalités de santé, par la promotion de la santé, par le développement de l'accès aux soins et aux diagnostics sur l'ensemble du territoire ;

8° la qualité et la sécurité des soins et des produits de santé ;

9° l'organisation du système de santé et sa capacité à répondre aux besoins de prévention et de prise en charge des maladies et handicaps ;

10° la démographie des professions de santé.

FICHE N° 4 | ÉCONOMIE DE LA SANTÉ

LES DÉTERMINANTS DE SANTÉ

Définition du déterminant de santé

Il s'agit de l'élément qui va influencer la santé et le bien-être social d'une population.

Les types de déterminants de santé sont liés à :

- les déterminants biologiques (sexe, âge...) ;
- les déterminants comportementaux et ceux liés aux conditions de vie de l'individu (tabagisme, niveau de revenus...) ;
- les déterminants environnementaux (pollution, bruit...) ;
- les déterminants liés au système de santé et social (délai d'attente pour une consultation...).

DÉFINITION DE LA PRÉVENTION PRIMAIRE

Elle désigne toutes les actions concourant à diminuer l'incidence d'une maladie dans une population, donc à réduire le risque d'apparition de nouveaux cas. Par exemple, les vaccinations, la distribution de l'eau potable, la salubrité de l'alimentation...

DÉFINITION DE LA PRÉVENTION SECONDAIRE

Elle désigne « *tous les actes destinés à diminuer la prévalence d'une maladie dans une population, donc à réduire la durée d'évolution de la maladie* ».

Elle inclut le dépistage mais également le traitement des premiers cas. Par exemple, dépistage du cancer du sein, dépistage du diabète...

AUTRES DÉFINITIONS À CONNAÎTRE

- **Incidence :** Le taux d'incidence est le nombre de nouveaux cas d'une maladie dans une population ciblée pendant une période donnée sur l'ensemble de la population.

- **Espérance de vie :** L'espérance de vie à la naissance (ou à l'âge 0) représente la durée de vie moyenne - autrement dit l'âge moyen au décès - d'une génération fictive soumise aux conditions de mortalité de l'année.

FICHE N° 5| LE SYSTÈME SANITAIRE FRANÇAIS

Le système sanitaire français est piloté par l'État aidé des services centraux (ministère des Affaires sociales et de la Santé appuyé de ses directions et de certaines institutions ou agences). Les trois missions principales des services centraux sont de fixer les grandes orientations, d'élaborer les réglementations et de coordonner. Ce pilotage est réparti au niveau national et au niveau régional.

AU NIVEAU NATIONAL

Le ministère des Affaires sociales et de la Santé

Au plan national, le ministère chargé des affaires sociales et de la santé intervient au nom de l'État sur le système de santé. Il est tenu par Marisol Touraine. Dans ce même ministère, il y a deux ministres délégués :

- un chargé des personnes âgées et de l'autonomie : Laurence Rossignol ;

- un chargé des personnes handicapées et de la lutte contre l'exclusion : Ségolène Neuville.

Dans ce ministère, nous pouvons citer quatre directions avec chacune des missions spécifiques dans le pilotage du système sanitaire :

- **la Direction générale de la santé (DGS) :** elle prépare la politique de santé publique définie à l'article L. 1411-1 de la loi n° 2004-806 du 9 août 2004 et contribue à sa mise en œuvre en liaison avec les autres directions et services du ministère chargé de la santé et des autres départements ministériels compétents, ainsi qu'avec l'appui des établissements ou organismes qui en dépendent. Ses missions sont de protéger les personnes des menaces pesant sur leur santé (champ de la sécurité sanitaire) à travers la gestion des risques sanitaires, la gestion des alertes, des urgences sanitaires et la préparation aux menaces, la contribution à la qualité et à la sécurité ainsi qu'à un égal accès à ce système. De plus, la DGS œuvre pour l'amélioration de l'état de santé général de la population, la diminution de la mortalité et de la morbidité.

• **la Direction générale de l'offre de soins (DGOS) :** elle s'est substituée depuis le 16 mars 2010 à la *Direction de l'hospitalisation et de l'organisation des soins (DHOS).* Sa compétence s'étend à l'organisation de l'ensemble de l'offre de soins, des établissements de santé publics, privés et de la médecine de ville (approche globale de l'offre de soins intégrant aussi bien la ville que l'hôpital).

Elle a trois objectifs :
- promouvoir une approche globale de l'offre de soins ;
- assurer une réponse adaptée aux besoins de prise en charge des patients et des usagers ;
- garantir l'efficience et la qualité de l'offre de soins dans le respect de l'Objectif national des dépenses d'assurance maladie (ONDAM).

• **la Direction de la Sécurité sociale (DSS) :** elle est le trait d'union entre le ministère et les caisses nationales de Sécurité sociale. Sa mission générale est d'assurer l'adéquation des prestations de Sécurité sociale avec les besoins de la population, tout en veillant à l'équilibre financier de ses ressources. Elle élabore et met en œuvre les politiques relatives à la couverture des risques vieillesse, maladie, famille et accident du travail.

• **la Direction de l'action sociale, de l'enfance et de la santé (DASES) :** elle élabore, coordonne et met en œuvre les politiques d'intervention sociale, médico-sociale et de solidarité. Sa politique est ciblée sur les personnes en difficulté sociale, les enfants et les adultes handicapés, les personnes âgées ainsi que les familles, les enfants et les adolescents.

Les structures d'appui national

L'État s'appuie sur des institutions nationales qui vont participer à l'élaboration et la mise en œuvre de la politique nationale de santé publique. Les principales sont :

• **le Haut conseil de la santé publique (HCSP)** contribue à la définition des objectifs pluriannuels de santé publique, fournit aux pouvoirs publics, en liaison avec les agences sanitaires, l'expertise nécessaire à la gestion des risques sanitaires ainsi qu'à la conception et à l'évaluation des politiques et stratégies de prévention et de sécurité sanitaire. Il donne aux pouvoirs publics des réflexions prospectives et des conseils sur les questions de santé publique.

• **la Conférence nationale de santé (CNS)** qui est le lieu des concertations des orientations politiques. Elle analyse les besoins de santé de la population pour proposer des plans ou programmes pour l'amélioration du système de santé en France. Elle élabore annuellement un rapport sur les droits des usagers.

• **le Comité national de santé publique (CNSP)** qui coordonne l'action des différents départements ministériels en matière de sécurité sanitaire et de prévention. Il analyse les événements susceptibles d'affecter la santé de la population. Enfin, il contribue à l'élaboration de la politique du gouvernement dans les domaines de la sécurité sanitaire et de la prévention et en examine les conditions de financement. Il est présidé par le ministre chargé des affaires sociales et de la santé.

• **les deux agences de sécurité sanitaire assumant des missions larges :**
- **l'Institut national de veille sanitaire (InVS)** qui est chargé de la surveillance et de l'observation permanente de l'état de santé de la population, de l'alerte sanitaire, et contribue à la gestion des situations de crise sanitaire ;
- **l'Institut national de prévention et d'éducation pour la santé (Inpes)** qui exerce une fonction d'expertise et de conseils en matière d'éducation et de promotion pour la santé. Il assure aussi le développement de l'éducation pour la santé et l'éducation thérapeutique.

• **les agences assurant principalement des missions de veille scientifique, d'analyse et d'évaluation des risques dans leur domaine :**
- l'Agence nationale de sécurité du médicament et des produits de santé (ANSM), *ex-AFSSAPS (Agence française de la sécurité sanitaire des produits de santé)* qui évalue et contrôle les produits de santé destinés à l'homme (médicaments, produits sanguins, cosmétiques et d'hygiène corporelle). Elle assure et coordonne la vigilance sanitaire pour alerter en cas de risque pour la santé publique ;
- l'Agence de la biomédecine (ABM) ;
- l'Établissement français du sang (EFS) ;
- l'Agence nationale de sécurité sanitaire de l'alimentation, de l'environnement et du travail (ANSES) ;
- l'Institut de radioprotection et de sûreté nucléaire (IRSN).

• **les structures sur lesquelles s'appuient les administrations centrales du ministère et en particulier la DGS :**
- l'Établissement de préparation et de réponse aux urgences sanitaires (Eprus) ;
- l'Institut national de la santé et de la recherche médicale (Inserm) ;
- l'Institut national du cancer (INCa).

• **l'agence indépendante, la Haute Autorité de Santé (HAS)**, qui a trois missions principales : l'évaluation (de la qualité de prise en charge des usagers, des pratiques professionnelles et du remboursement des dispositifs médicaux et des actes professionnels par l'assurance maladie), l'élaboration de guides de recommandations sur les bonnes pratiques professionnelles et de bon usage des soins, et la certification des établissements de santé.

AU NIVEAU RÉGIONAL

Ce pilotage est assuré principalement par **les ARS**.

Définition

Créées par la Loi HPST du 21 juillet 2009, les ARS représentent des entités régionales uniques du service public de la santé. Ce sont des établissements publics d'État autonomes au niveau administratif et financier. Elles assurent le pilotage régional du système de santé en se substituant à sept organismes qui ont disparu aujourd'hui :

- l'Agence régionale de l'hospitalisation (ARH) ;
- la Direction régionale des affaires sanitaires et sociales (DRASS) ;
- la Direction départementale des affaires sanitaires et sociales (DDASS) ;
- l'union régionale des caisses d'assurance maladie (URCAM) ;
- le groupement régional de santé publique (GRSP) ;
- la mission régionale de santé (MRS) ;
- et la caisse régionale d'assurance maladie (CRAM) pour certaines missions.

Cette réforme a été mise en place pour permettre un décloisonnement entre les différents secteurs : hospitalier, médico-social et ambulatoire. L'objectif des ARS est de mener un pilotage régional plus simplifié en responsabilisant les acteurs régionaux. Cette approche régionale permet de mieux s'adapter aux contextes locaux et de maîtriser les risques et les dépenses d'un territoire de santé.

Champs de compétences des ARS

Les compétences réunies dans une même structure autorisent une approche globale de la santé, une plus grande cohérence des réponses et des parcours pour les patients et les personnes en situation de perte d'autonomie.
Le champ d'intervention des ARS touche à sept domaines principaux.

Les 7 champs de compétences des ARS

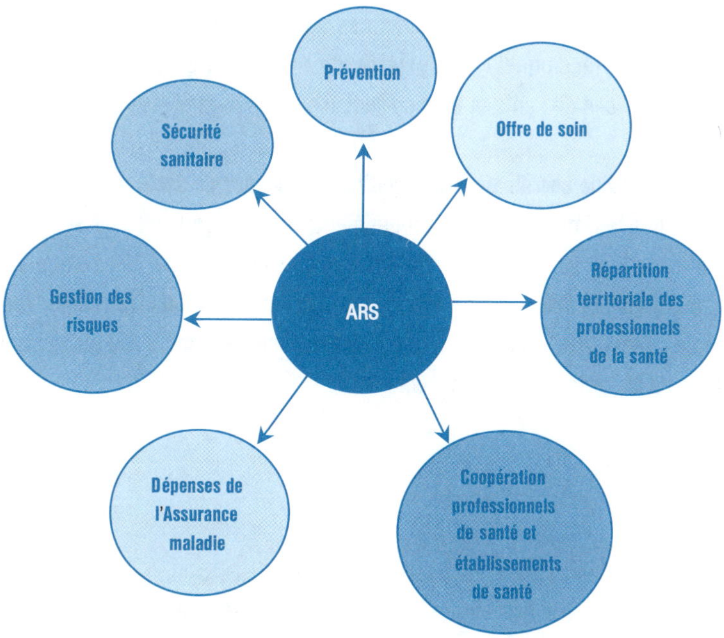

Gouvernance des ARS

Les ARS sont sous la tutelle des ministères des Affaires sociales et de la Santé, de l'Assurance maladie, des Personnes âgées et des Personnes handicapées pour mettre en œuvre, au niveau d'une région, la politique nationale de la santé en tenant compte de ses spécificités. Chaque ARS est constituée de trois instances :

- **la Conférence régionale de la santé et de l'autonomie (CRSA)** qui a un avis consultatif. Elle est composée de plusieurs collèges au sein desquels seront représentés les collectivités territoriales, les usagers et associations œuvrant dans les domaines de compétence de l'ARS, les conférences de territoire, les organisations représentatives des salariés, des employeurs et des professions indépendantes, les professionnels du système de santé, les organismes gestionnaires des établissements et services de santé et médico-sociaux, et les organismes de protection sociale ;

- **les deux commissions de coordination des politiques publiques de santé** associant les services de l'État, les collectivités territoriales et leurs groupements, et les organismes de Sécurité sociale. Une première commission est *chargée de la prévention, de la santé scolaire, de la santé au travail et de la protection maternelle et infantile*. La seconde commission est dédiée au *secteur médico-social* ;

L'organisation de chaque ARS s'appuie sur **un projet régional de santé (PRS)** qui permet d'avoir une vision plus large de la santé. Il est valable cinq ans.

EN RÉSUMÉ

Les ARS assurent la coordination de tous les soins prodigués dans une région, veillent à une gestion cohérente des ressources et garantissent un accès égal à une prise en charge de qualité. Elles adaptent les politiques nationales à leurs contextes régionaux, par le biais de programmes régionaux de santé (PRS), composés de schémas régionaux de prévention, de schémas régionaux d'organisation des soins (SROS) de ville et hospitaliers, ainsi que de schémas médico-sociaux pour les personnes âgées ou dépendantes.

AU NIVEAU DÉPARTEMENTAL, LES DÉLÉGATIONS TERRITORIALES

Chaque ARS dispose de délégations territoriales dans chacun de ses départements. Cette organisation ancrée dans les territoires assure une action au plus près des besoins de la population. Les délégations territoriales constituent le réseau régional de chaque ARS et permettent l'ancrage de l'agence dans les territoires. **Leurs missions sont la proximité et l'animation territoriale.**

Rôle des délégations territoriales

Elles sont garantes de la territorialisation des politiques et des projets de santé. Leurs missions principales sont de :

- mettre en œuvre dans les territoires (département et territoires de santé) la politique régionale de santé ;

- susciter, accompagner et coordonner les initiatives locales ;

- favoriser la prise en compte de la dimension « santé » dans l'action collective locale ;

- et faciliter la prise en compte des enjeux locaux dans le cadre régional.

FICHE N° 6 | LA LOI HÔPITAL-PATIENTS-SANTÉ-TERRITOIRES (HPST)

La loi « hôpital-patients-santé-territoires » portant réforme de l'hôpital et relative aux patients, à la santé et aux territoires a été promulguée le 21 juillet 2009 et publiée au *Journal officiel* du 22 juillet 2009. Cette loi est un projet d'organisation sanitaire et non de financement. **Elle doit permettre de mettre en place une offre de soins graduée de qualité, accessible à tous, satisfaisant à l'ensemble des besoins de santé.**

La loi HPST institue une territorialisation des politiques de santé et porte une réforme globale qui doit permettre aux institutions et structures de s'adapter aux nouveaux besoins de la population. L'Agence nationale d'appui à la performance (ANAP) des établissements de santé et médico-sociaux a été créée par la loi HPST. Son rôle est d'accompagner les professionnels du secteur de la santé et du médico-social dans leurs projets. Cette loi HPST est **constituée de quatre titres**.

- **La modernisation des établissements de santé :** redéfinir les missions de service public des établissements : la loi signe la fin du clivage entre les secteurs hospitaliers publics et privés.

- **L'amélioration de l'accès à des soins de qualité :** optimiser l'accès de tous à des soins de qualité, sur l'ensemble du territoire, tout en respectant la liberté d'installation des professionnels libéraux. L'organisation de l'offre de soins se fait en fonction des niveaux de recours et des besoins de santé au niveau des schémas régionaux d'organisation des soins (SROS).

- **La prévention et la santé publique :** ciblées sur les maladies chroniques et les cancers : la prévention de leurs principaux facteurs de risque (alcool, tabac) ainsi que celle de leurs complications et de leurs rechutes, par l'éducation thérapeutique du patient.

- **L'organisation territoriale du système de santé :** créer les ARS, nouvelles autorités responsables du pilotage du système de santé en région, qui permettront une organisation mieux ancrée dans les territoires et davantage décentralisée, au plus proche des besoins des patients.

EN RÉSUMÉ, LA LOI HPST, C'EST QUATRE AXES

(Source : ministère de la Santé et des Sports, septembre 2009)

1) Une organisation des soins optimisée pour les patients :

• par la garantie d'une offre de soins de qualité, en tenant compte des spécificités et des capacités des établissements et des professionnels ;

• par l'accessibilité à la prévention et aux soins pour tous ;

• par la fluidification du parcours de soins entre la ville, l'hôpital et le secteur médico-social.

2) Des professionnels mieux formés, responsabilisés et reconnus :

• par la valorisation des équipes pour dynamiser la gestion ;

• par l'amélioration des formations initiales et continues, le renforcement de l'évaluation des pratiques professionnelles, l'incitation aux coopérations entre professionnels ;

• par l'implication renforcée en matière d'éducation thérapeutique du patient et de qualité des soins.

3) Une meilleure organisation territoriale :

• par l'allocation de ressources plus justes, par les agences régionales de santé, pour répondre aux besoins de santé de la population ;

• par la complémentarité accrue entre les acteurs en vue d'une meilleure gradation des soins.

4) Des établissements adaptés à leurs missions :

• par la refondation des missions de service public pour un maillage renforcé des territoires de santé ;

• par l'incitation aux coopérations entre établissements publics et/ou privés ;

• par l'assouplissement du fonctionnement des hôpitaux publics, le recentrage de l'hôpital sur son projet médical autour de la prévention et du soin.

FICHE N° 7 | LOI DE MODERNISATION DE NOTRE SYSTÈME DE SANTÉ

DATES PHARES DE CE PROJET DE LOI :

• **03/07/2012 :** Annonce d'une stratégie nationale de santé par le Premier Ministre, Jean-Marc Ayrault.

• **08/02/2013 :** Lettre de mission de la Ministre des Affaires sociales et de la Santé, Marisol Touraine, à Alain Cordier pour coordonner les travaux du comité des Sages chargé de préfigurer la stratégie nationale de santé.

• **23/10/2013 :** Rapport Cordier : présentation du projet global pour la stratégie nationale de santé - 19 recommandations du comité des « sages ».

• **19/06/2014 :** Présentation par M. Touraine des orientations du projet de santé.

• **15/10/2014 :** Ce projet de loi déposé par M. Touraine, a soulevé dès la fin de l'année 2014 un mouvement d'opposition de la part des médecins comme le rejet de la généralisation du tiers-payant, l'adaptation régionale de la convention médicale, ou encore les réformes incertaines du développement professionnel continu (DPC) et du dossier médical partagé (DMP) désormais piloté par la Caisse nationale de l'assurance maladie (Cnamts). Le mouvement a pris de l'ampleur avec fermeture des cabinets, arrêt des télétransmissions des feuilles de soins à l'assurance-maladie, manifestation nationale...
Toutefois les associations telles que Médecins du monde ont applaudi ce projet qui vise à réduire les obstacles à l'accès aux soins, soulignant cependant que les avancées du projet de loi sont très minimes par rapport aux objectifs prévus par la stratégie nationale de santé et la réalité des besoins.

• **20/01/2015 :** Quatre groupes de travail ont été missionnés par le ministre de la santé pour faire évoluer le texte notamment sur l'organisation des soins de proximité dans les territoires, l'évolution de certaines compétences médicales, les liens entre médecins spécialistes, cliniques privées lucratives et service public hospitalier.

• **09/03/2015 :** Conférence de presse de Marisol Touraine qui présente les évolutions du projet de loi après la consultation des groupes de travail. Quelques mesures ont été votées (la généralisation du tiers payant ou l'expérimentation de salles de consommation de drogues à moindre risque) et d'autres ont été remaniées (remplacement du service territorial de santé au public par des communautés professionnelles territoriales de santé et création de pactes territoire-santé).

• **14 avril 2015 :** adopté en 1ère lecture par l'Assemblée nationale (Texte adopté n° 505). Le texte qui comportait initialement 57 articles, répartis en cinq titres, en comporte 204 après son passage à l'Assemblée nationale. La loi de santé est devenue « Loi de modernisation de notre système de santé » avec 6 titres :

- Titre liminaire : rassembler les acteurs de la santé autour d'une stratégie partagée.
- Titre I : renforcer la prévention et la promotion de la santé.
- Titre II : faciliter au quotidien le parcours de santé des Français.
- Titre III : Innover pour garantir la pérennité de notre système de santé.
- Titre IV : Renforcer l'efficacité des politiques publiques et la démocratie sanitaire.
- Titre V : Mesures de simplification et d'harmonisation.

• **22 juillet 2015 :** Discussion de la loi à la Commission des affaires sociales du Sénat. Adoption de 206 amendements et suppression de 50 articles, dont notamment l'article 18 relatif à la généralisation du tiers payant. Changement transitoire puisque le dernier mot appartient à l'Assemblée nationale.

• **17 décembre 2015 :** Texte adopté en lecture définitive par l 'Assemblée nationale.

• **26 janvier 2016 :** promulgation de la loi.

• **Objectif de la loi pour la modernisation de notre système de santé :** agir sur les inégalités de santé, en s'orientant vers la prévention et l'éducation en santé et en créant un parcours de soins, c'est-à-dire une prise en charge dans la proximité et la continuité.

À savoir :
- médecine de ville : généralisation du tiers payant à l'horizon 2017 et l'élargissement du dispositif du médecin traitant aux enfants et adolescents de moins de seize ans.
- Hôpital : création d'un nouveau service public hospitalier (SPH), dont seuls les établissements publics seraient membres de droit. Les cliniques, pour y être éligibles, pourraient être contraintes de renoncer totalement aux dépassements d'honoraires.

- **Contenu de la loi[3] :**

Titre liminaire	Rassembler les acteurs de la santé autour d'une stratégie partagée.	Responsabilité de l'État et définition de la politique de santé. Objectifs propres aux outre-mer dans la stratégie nationale de santé.
Titre 1	Renforcer la prévention et la promotion de la santé.	Soutenir les jeunes pour l'égalité des chances en santé (parcours éducatif). Lutter contre le tabagisme. Soutenir les services de santé au travail. Soutenir et valoriser les initiatives des acteurs pour faciliter. l'accès de chacun à la prévention et à la promotion de la santé. Informer et protéger les populations face aux risques sanitaires liés à l'environnement. Informer et protéger les populations face aux risques liés aux accidents de la vie courante.
Titre 2	Faciliter au quotidien les parcours de santé.	Promouvoir les soins primaires et favoriser la structuration des parcours de santé. Garantir l'accès aux soins. Mieux informer, mieux accompagner les usagers dans leur parcours de santé. Renforcer les outils proposés aux professionnels pour leur permettre d'assurer la coordination du parcours de leur patient. Ancrer l'hôpital dans son territoire.
Titre 3	Innover pour garantir la pérennité de notre système de santé.	Innover en matière de formation des professionnels. Innover pour préparer les métiers de demain. Innover pour la qualité des pratiques, le bon usage du médicament et la sécurité des soins. Développer la recherche et l'innovation en santé au service des usagers.

3. https://www.legifrance.gouv.fr/affichTexte.do;jsessionid=39CBFAECA409A268CC41B508A55AC6E0.tpdila11v_3?cidTexte=JORFTEXT000031912641&categorieLien=id

Titre 4	Renforcer l'efficacité des politiques publiques et la démocratie sanitaire.	Renforcer l'animation territoriale conduite par les ARS. Renforcer l'alignement stratégique entre l'État et l'Assurance maladie. Réformer le système d'agences sanitaires. Associer les usagers à l'élaboration de la politique de santé et renforcer les droits. Créer les conditions d'un accès ouvert aux données de santé. Renforcer le dialogue social (Création d'une instance nationale consultative des personnels médicaux et pharmaceutiques des établissements publics de santé et détermination des règles de représentativité). Dispositions transitoires liées à la nouvelle délimitation des régions.
Titre 5	Mesures de simplification.	Allégement des modalités entourant le protocole de soins pour les affections de longue durée (ALD). Reconnaissance automatique auprès du Fonds d'Indemnisation des Victimes de l'Amiante (FIVA) du lien entre l'exposition à l'amiante et le décès d'un assuré pris en charge à ce titre par une caisse de sécurité sociale...

FICHE N° 8| HANDICAP, MALADIE CHRONIQUE ET ACCIDENT DE LA VIE

■ QUELQUES DÉFINITIONS À CONNAÎTRE

• **Handicap :** selon l'OMS : « Est appelé handicapé celui dont l'intégrité physique ou mentale est définitivement diminuée, soit congénitalement, soit sous l'effet de l'âge, d'une maladie ou d'un accident, en sorte que son autonomie, son aptitude à fréquenter l'école ou à occuper un emploi s'en trouve compromise. »

• **Maladie chronique :** selon l'OMS, elle est un problème de santé qui nécessite une prise en charge à long terme.

• **Concept de qualité de vie :** selon l'OMS, c'est la combinaison des facteurs psychologique, physique, matériel et social pour évaluer le bien-être de l'individu.

• **Concept d'aidant naturel :** personne non professionnelle qui intervient pour effectuer une aide partielle ou totale chez une personne dépendante de son entourage, pour les activités de la vie quotidienne. Cette personne est souvent un membre proche de l'entourage du patient qui peut avoir un lien parental ou pas (voisin...) avec lui.

■ LA LOI N° 2005-102 DU 11 FÉVRIER 2005 POUR L'ÉGALITÉ DES DROITS ET DES CHANCES, LA PARTICIPATION ET LA CITOYENNETÉ DES PERSONNES HANDICAPÉES

Cette loi est une des principales lois sur les droits des personnes en situation de handicap. Elle présente les droits fondamentaux de la personne et donne également la définition du handicap : « *Constitue un handicap, au sens de la présente loi, toute limitation d'activité ou restriction de participation à la vie en société subie dans son environnement par une personne en raison d'une altération substantielle, durable ou définitive d'une ou plusieurs fonctions physiques, sensorielles, mentales, cognitives ou psychiques, d'un polyhandicap ou d'un trouble de santé invalidant.* » Cette loi aborde huit axes :

- l'accueil des personnes handicapées (création des maisons départementales des personnes handicapées dans chaque département sous la direction du conseil général) ;

- le droit à compensation (l'allocation de compensation qui permet de pallier les conséquences du handicap) ;

- les ressources (allocation de l'adulte handicapé ; allocation d'éducation de l'enfant handicapé) ;

- la scolarité (inscription de l'enfant dans l'école de sa commune et orientation de celui-ci en fonction du projet individuel de l'élève) ;

- l'emploi (obligation d'emploi à 6 % de personnes atteintes d'un handicap) ;

- l'accessibilité (les établissements recevant du public doivent se mettre aux normes de conformité pour l'accès des personnes atteintes d'un handicap) ;

- citoyenneté et participation à la vie sociale (droit de vote des majeurs handicapés par le biais des juges de tutelle) ;

- divers comme la reconnaissance de la langue des signes française, la majoration pour parents isolés d'enfants handicapés...

QUELQUES SIGLES À CONNAÎTRE

MDPH : maison départementale des personnes handicapées.
AVS : auxiliaire de vie scolaire.
PCH : prestation de compensation du handicap.
CDAPH : Commission des droits et de l'autonomie des personnes handicapées.
AAH : allocations aux adultes handicapés.
ALD 30 : liste des 30 affections de longue durée.
APF : Association des paralysés de France.
CIF : classification internationale du fonctionnement.

FICHE N° 9| LA FONCTION PUBLIQUE

La fonction publique comprend :
- la fonction publique d'État ;
- la fonction publique territoriale ;
- la fonction publique hospitalière.

■ LA FONCTION PUBLIQUE D'ÉTAT

Les emplois de la fonction publique d'État concernent les postes :

- **de l'administration centrale de l'État :** il s'agit des services centraux des ministères, situés généralement à Paris, ayant en charge la conception et la coordination des actions de l'État au niveau national.

- **des services déconcentrés :** il s'agit des missions et actions de l'État au niveau de la région et du département (préfectures, rectorats, directions départementales...).

La fonction publique d'État est réglementée par la loi n° 84-16 du 11 janvier 1984 portant dispositions statutaires relatives à la fonction publique de l'État.

■ LA FONCTION PUBLIQUE TERRITORIALE

Elle rassemble les personnels des collectivités territoriales (communes, départements, régions), des structures intercommunales (communautés d'agglomérations, communautés de communes...), des établissements publics et des offices publics d'HLM.

La fonction publique territoriale est cadrée par la loi n° 84-53 du 26 janvier 1984 portant disposition statutaires relatives à la fonction publique territoriale.

■ LA FONCTION PUBLIQUE HOSPITALIÈRE

Telle que définie par la loi n° 86-33 du 9 janvier 1986 portant dispositions relatives à la fonction publique hospitalière, la fonction publique hospitalière rassemble les personnels des établissements suivants :

- les établissements d'hospitalisation publics ;
- les maisons de retraite publiques ;
- les établissements publics ou à caractère public relevant des services départementaux de l'aide sociale à l'enfance ;
- les établissements publics pour mineurs ou adultes handicapés ou inadaptés ;
- les centres d'hébergement et de réadaptation sociale publics ou à caractère public.

Sont exclus de cette catégorie les professionnels médicaux, à savoir les médecins, biologistes, pharmaciens et orthodontistes.

LE STATUT GÉNÉRAL DES FONCTIONNAIRES

Le statut général des fonctionnaires de l'État est mis à jour chaque année et publié par les journaux officiels.

Les fonctionnaires ont des droits :

- liberté d'opinion politique, syndicale, philosophique ou religieuse ;
- droit de grève ;
- droit syndical ;
- droit à la formation permanente ;
- droit de participation ;
- rémunération après service fait ;
- droit à la protection en cas de menaces, d'outrages, de voies de fait, d'injures ou de diffamations pendant l'exercice de leurs fonctions (voir la circulaire B8 n° 2158 du 5 mai 2008, relative à la protection fonctionnelle des agents publics de l'État).

Mais ils ont également des obligations :

- **le secret professionnel** visé par le code pénal, en tant que dépositaires de renseignements concernant ou intéressant des particuliers à moins que les nécessités du service ou des obligations légales ne leur imposent la communication des informations dont ils ont eu connaissance dans l'exercice ou à l'occasion de l'exercice de leurs fonctions ;

• **obligation de discrétion professionnelle d'information au public :** loi n° 83-634 du 13 juillet 1983, article 26. « *Les fonctionnaires doivent faire preuve de discrétion professionnelle pour tous les faits, informations ou documents dont ils ont connaissance dans l'exercice ou à l'occasion de l'exercice de leurs fonctions. En dehors des cas expressément prévus par la réglementation en vigueur, notamment en matière de liberté d'accès aux documents administratifs, les fonctionnaires ne peuvent être déliés de cette obligation de discrétion professionnelle que par décision expresse de l'autorité dont ils dépendent* » ;

• **obligation d'information au public :** loi n° 83-634 du 13 juillet 1983, article 27. « *Les fonctionnaires ont le devoir de satisfaire aux demandes d'information du public dans le respect des règles mentionnées à l'article 26 loi du 13/07/83* » ;

• **obligation d'effectuer les tâches confiées :** la loi n° 83-634 du 13 juillet 1983, article 28. « *Tout fonctionnaire, quel que soit son rang dans la hiérarchie, est responsable de l'exécution des tâches qui lui sont confiées. Il n'est dégagé d'aucune des responsabilités qui lui incombent par la responsabilité propre de ses subordonnés* » ;

• **obligation d'obéissance hiérarchique :** loi n° 83-634 du 13 juillet 1983, article 28. Le fonctionnaire « *doit se conformer aux instructions de son supérieur hiérarchique, sauf dans le cas où l'ordre donné est manifestement illégal et de nature à compromettre gravement un intérêt public* ». Le refus d'obéissance équivaut à une faute professionnelle.

LA COMMISSION DE DÉONTOLOGIE DE LA FONCTION PUBLIQUE

À partir de 1995, le code de déontologie a pour mission de contrôler le départ des agents publics qui prévoient d'exercer dans le secteur privé et dans le secteur public concurrentiel.
Elle examine si ces activités privées ne sont pas incompatibles avec leurs précédentes fonctions et obligations.
Elle examine également les demandes d'autorisation de mise à disposition.

CRÉATION DU PREMIER CONSEIL NATIONAL DES SERVICES PUBLICS

Il fut créé par M. Valls en 2014 pour permettre de discuter des évolutions des services publics d'État.

LA DÉCONCENTRATION ET LA DÉCENTRALISATION

Définitions

L'État rapproche les centres de décision vers les administrés. Il existe alors deux variantes possibles d'organisation : **la déconcentration et la décentralisation**. En effet, le pouvoir local va s'exercer sur des territoires infra-étatiques qui peuvent coïncider. Nous pouvons citer l'exemple des régions, des départements et des communes, qui sont à la fois des circonscriptions administratives (déconcentration) et des collectivités territoriales (décentralisation). Toutefois, il y a une différence fondamentale entre ces deux variantes d'organisation. Dans le cadre de la déconcentration, c'est un agent de l'État qui exerce le pouvoir local, alors que dans le cadre de la décentralisation, ce sont les organes élus qui vont l'exercer.

À RETENIR

La déconcentration consiste à relayer la centralisation (pouvoir central) par agents interposés. Dans le département ou la région, le préfet relaie les décisions du Premier ministre et des ministres.

La décentralisation est une délégation d'attributions administratives du pouvoir central vers les collectivités territoriales (communes, départements, régions) assurées par les organes élus. Ces collectivités possèdent le pouvoir de la libre administration, c'est-à-dire qu'elles s'administrent librement par des conseils élus : conseil municipal, conseil général, conseil régional. Les collectivités bénéficient également d'une certaine autonomie de décision et de leur propre budget sous la surveillance d'un représentant de l'État.

Organisation des services déconcentrés

Il y a trois directions départementales interministérielles : la Direction départementale de la protection des populations ; la Direction départementale de la cohésion sociale ; la Direction départementale des territoires.

Les directions régionales sont au nombre de huit : Direction régionale des entreprises, de la concurrence, de la consommation, du travail et de l'emploi (DIRECCTE) ; Direction régionale de l'environnement, de l'aménagement et du logement (DREAL) ; Direction régionale de la jeunesse, des sports et de la cohésion sociale (DRJSCS) ; Direction régionale de l'alimentation, de l'agriculture et de la forêt (DRAAF) ; Direction régionale des affaires culturelles (DRAC) ; Direction régionale des finances publiques ; rectorat d'académie ; agences régionales de santé (ARS).

ORGANISATION ET AUTONOMIE DES ÉTABLISSEMENTS RELEVANT DU MINISTÈRE DE L'ÉDUCATION NATIONALE[4]

Les collèges et les lycées dont la responsabilité et la charge incombent entièrement à l'État sont placés sous le contrôle du ministre chargé de l'éducation, qui peut déléguer ses pouvoirs en cette matière aux autorités académiques dans l'académie ou dans le département.

Les collèges et les lycées mentionnés à l'article D. 422-1 disposent en matière pédagogique et éducative d'une autonomie qui porte sur :

1° l'organisation de l'établissement en classes et en groupes d'élèves ainsi que les modalités de répartition des élèves ;

2° l'emploi des dotations en heures d'enseignement mises à la disposition de l'établissement dans le respect des obligations résultant des horaires réglementaires ;

3° l'organisation du temps scolaire et les modalités de la vie scolaire ;

4° la préparation de l'orientation ainsi que de l'insertion sociale et professionnelle des élèves ;

5° la définition, compte tenu des schémas régionaux de formation, des actions de formation complémentaire et de formation continue destinées aux jeunes et aux adultes ;

6° l'ouverture de l'établissement sur son environnement social, culturel, économique ;

7° le choix de sujets d'études spécifiques à l'établissement, en particulier pour compléter ceux qui figurent aux programmes nationaux ;

8° sous réserve de l'accord des familles pour les élèves mineurs, les activités facultatives qui concourent à l'action éducative organisée à l'initiative de l'établissement à l'intention des élèves.

4. www.legifrance.gouv.fr

FICHE N° 10 | LOI N° 2013-595 DU 8 JUILLET 2013 D'ORIENTATION ET DE PROGRAMMATION POUR LA REFONDATION DE L'ÉCOLE DE LA RÉPUBLIQUE[5]

Le ministère de l'éducation nationale a engagé la refondation de l'École de la République qui vise à réduire les inégalités et à favoriser la réussite de tous. La loi du 8 juillet 2013 pour la refondation de l'École concrétise l'engagement de faire de la jeunesse et de l'éducation la priorité de la Nation.

OBJECTIFS DE LA LOI

La loi décrit les objectifs de la refondation :
- élever le niveau de connaissances, de compétences et de cultures de tous les enfants ;
- réduire les inégalités sociales et territoriales ;
- réduire le nombre de sorties sans qualification.

PRINCIPALES MESURES

La priorité au primaire est la mesure phare de cette loi. En effet c'est au primaire que l'enfant acquiert les bases de l'apprentissage fondamental. Pour lui permettre d'apprendre dans des conditions favorables, plusieurs axes ont été mis en place :
- **incitation de la scolarisation des enfants de moins de trois ans** pour donner davantage de temps aux premiers apprentissages. Le rôle de l'école maternelle est déterminant, elle doit à la fois être centrée sur le développement affectif, social, sensoriel, moteur et cognitif de l'enfant, accorder une importance toute particulière à l'acquisition du langage, et préparer de manière progressive aux apprentissages fondamentaux dispensés à l'école élémentaire, sans pour autant les anticiper. Le projet de loi prévoit l'enseignement obligatoire d'une langue vivante dès le cours préparatoire (CP) ;
- **enseignement moral et civique** ;
- **création de plus de 3 350 postes d'enseignants** pour prévenir et remédier à la difficulté scolaire. C'est le dispositif « plus de maîtres que de classes ». Ainsi l'encadrement des élèves dans les zones les plus fragiles sera renforcé ainsi que la mise en place d'organisations pédagogiques innovantes ;

5. https://www.legifrance.gouv.fr/affichTexte.do?cidTexte=JORFTEXT000027677984&categorieLien=id

• **adaptation du rythme scolaire :** c'est la semaine de quatre jours et demi qui va permettre de mieux répartir les heures de classe sur la semaine, d'alléger la journée de classe de 45 minutes en moyenne et de programmer les séquences d'enseignement à des moments où la faculté de concentration des élèves est la plus grande ;

• **planification d'activités pédagogiques complémentaires (APC)** aux élèves. Ces activités organisées par les enseignants, permettent d'aider les élèves lorsqu'ils rencontrent des difficultés dans leurs apprentissages, de les accompagner dans leur travail personnel ou de leur proposer toute autre activité prévue par le projet d'école. Chaque enseignant consacre 36 heures par an à ces activités avec les élèves, soit 1 heure par semaine en moyenne ;

• **assistance aux directeurs d'école sur le plan administratif** ;

• **ade aux enseignants dans des tâches éducatives et appui dans le cadre de la mise en place de la réforme des rythmes scolaires** ;

• **éducation au numérique.** Le projet de loi crée un service public de l'enseignement numérique ;

• **formation des enseignants dans les Écoles supérieures du professorat et de l'éducation (ESPE).** Ces écoles forment aux métiers du professorat et de l'éducation et proposent des préparations aux concours de recrutement ;

• **création d'un Conseil national d'évaluation du système éducatif** ;

• **promotion de la santé :** l'école a pour responsabilité l'éducation à la santé et aux comportements responsables. Elle contribue au suivi de la santé des élèves. La politique de santé à l'école se définit selon trois axes : l'éducation, la prévention et la protection.

De plus la devise de la République et le drapeau tricolore seront apposés sur la façade des établissements scolaires. La Déclaration des droits de l'Homme et du citoyen du 26 août 1789 sera affichée de manière visible dans les locaux scolaires.

FICHE N° 11 | DÉCRET N° 2015-544 DU 19 MAI 2015 RELATIF À L'ORGANISATION DES ENSEIGNEMENTS AU COLLÈGE

C'est une réforme générale du collège. Elle vise à modifier le programme d'enseignement, l'organisation et les méthodes d'enseignement.

MODIFICATION GÉNÉRALE

Le contenu des enseignements visera à acquérir « le socle commun de connaissances, de compétences et de culture » : Décret art. 1er : « Le collège dispense à chaque élève, sans distinction, une formation générale qui lui permet d'acquérir, au meilleur niveau de maîtrise possible, le socle commun de connaissances, de compétences et de culture défini en application de l'article L. 122-1-1 et dont l'acquisition a commencé dès le début de la scolarité obligatoire. »
Les programmes changent donc pour toutes les matières et tous les niveaux à la rentrée 2016.

LES OPTIONS

Les classes Euro et le dispositif Découverte professionnelle en 3e disparaissent.
Les options de Latin, grec et langues régionales sont maintenant des enseignements de complément.

LES ENSEIGNEMENTS COMPLÉMENTAIRES

Les enseignements complémentaires prennent la forme de temps :
- d'accompagnement personnalisé (AP) pour les classes de 6e ;
- d'enseignements pratiques interdisciplinaires (EPI) à partir de la 5e.

Ces heures d'enseignement deviennent obligatoires et intégré aux horaires disciplinaires. C'est aux collèges de déterminer sur quelles heures de cours, ils vont programmer ces AP et EPI.

L'AUTONOMIE DES ÉTABLISSEMENTS

La répartition des heures par matières et par années sera définie en conseil pédagogique et votée au conseil d'administration. Chaque collège sera différent d'un autre. L'organisation des heures devient annuelle. Par exemple un collégien en classe de 6e devra recevoir 936 heures d'enseignement (26 heures par semaines × 36 semaines annuelles).

FICHES SANITAIRES ET SOCIALES

L'enseignement est défini en cycle avec un volume défini par matière. Par exemple pour le cycle 4 : il y a 13 heures de français à répartir sur les 3 années de la 5e à la 3e. Une heure en plus sur une année, sera retirée sur les deux autres années.

Le programme n'est plus annuel mais est cyclique. Le contenu des cours d'enseignement doit s'effectuer sur la durée du cycle. Chaque collège devra avec son équipe pédagogique répartir les contenus par classe pour éviter les doublons ou les manques.

FICHE N° 12 | LES COMPORTEMENTS À RISQUE

DÉFINITION

Un comportement à risque désigne la tendance délibérée et récurrente d'une personne à adopter des habitudes de vie dangereuses pour elle ou pour autrui. Ce type de comportement peut se manifester sous la forme d'addictions avec consommations de substances psychoactives telles que l'alcoolisme, le tabagisme, la toxicomanie, mais aussi des addictions comportementales telles que les relations sexuelles non protégées, la conduite à grande vitesse, la dépendance aux jeux... Le but étant, pour la personne, d'assouvir à la fois sa soif de sensations fortes, de braver le danger, voire de jouer avec la mort, mais également d'atténuer provisoirement une sensation de malaise interne. La psychologie explique que ces comportements sont souvent dus à un contrôle défectueux de l'impulsivité de la personne.

QUELQUES CHIFFRES

Alcoolisme

En France, environ 5 millions de personnes sont touchées par l'alcool. La France se situe au 11e rang mondial pour la consommation d'alcool, par habitant et par an. C'est la 2e cause de mortalité évitable en France avec 52 000 décès par an (après le tabac). L'alcool est responsable à lui seul de 10 à 20 % des accidents du travail.

À RETENIR

Une forte augmentation des alcoolisations ponctuelles importantes et épisodes d'ivresse des 18-25 ans avait été observés entre 2005 et 2010. Entre 2010 et 2014, la proportion des jeunes de 18-25 ans déclarant consommer de l'alcool toutes les semaines est passée de 36 à 40 %, soit 51 % des hommes et 30 % des femmes.

Tabagisme

La France compte aujourd'hui 14 millions de fumeurs quotidiens. Le tabac tue chaque année environ 66 000 personnes en France, ce qui en fait la première cause de mortalité évitable.

À RETENIR

Après la hausse observée entre 2005 et 2010, la prévalence du tabagisme se stabilise parmi les 15-75 ans (34,1 % de fumeurs actuels) et le tabagisme régulier apparaît en légère baisse en 2014 (de 29,1 % en 2010, il passe à 28,2 % en 2014).
L'analyse par sexe montre que la prévalence du tabagisme régulier est en baisse chez les femmes (de 26,0 % à 24,3 %). Cependant, parmi elles, l'effet de génération déjà observé en 2010 chez les 45-64 ans se prolonge en 2014, la proportion de femmes âgées de 55 à 64 ans qui fument quotidiennement continuant à augmenter.

Substances illicites

Du côté des stimulants, on note une progression continue de la cocaïne : à 17 ans, l'expérimentation de ce produit concerne environ 25 000 jeunes. Ce nombre a triplé entre et 2008 (0,9 % d'expérimentation en 2000 ; 2,5 % en 2005, 3,3 % en 2008 et 5,6 % en 2014). De même pour l'expérimentation d'ecstasy, qui était de 3,5 % en 2005 et qui est passée à 3,8 % en 2014.

À RETENIR

Tous produits confondus, l'expérimentation de substances illicites concerne plus les hommes que les femmes. Le cannabis est toujours le produit illicite le plus consommé en France surtout par les jeunes. En 2014, ce sont 4 adultes sur 10 (soit 42 %) qui l'ont expérimenté au moins une fois dans leur vie. Parmi les jeunes de 18-25 ans, l'usage de cannabis au cours de l'année 2014 atteint son niveau maximum avec 34 % d'hommes et 23 % de femmes dans cette tranche d'âge.

Sida et infections sexuellement transmissibles (IST)[6]

Les données disponibles pour le sida et les IST pour l'année 2011 ne montrent pas de rupture par rapport aux années précédentes. Les hommes ayant des rapports sexuels avec des hommes (HSH) et les personnes contaminées par rapports hétérosexuels nées à l'étranger (dont les trois quarts dans un pays d'Afrique subsaharienne) sont les deux groupes les plus concernés et représentent chacun 40 % des découvertes de séropositivité en 2011. La transmission du VIH est toujours importante

6. www.invs.sante.fr/Dossiers-thematiques/Maladies-infectieuses/VIH-sida-IST

parmi les HSH, qui constituent le seul groupe où le nombre de découvertes de séropositivité a augmenté entre 2003 et 2011. L'augmentation du nombre d'infections sexuellement transmissibles (IST) et des comportements à risque dans cette population reste préoccupante, laissant craindre une réapparition des contaminations par le VIH.

Chez les hétérosexuels nés à l'étranger, la transmission du VIH est en baisse par rapport aux années précédentes ; et le nombre de découvertes de séropositivité diminue depuis 2003. Chez les hétérosexuels nés en France, le nombre de cas de séropositivités est stable depuis plusieurs années. Cependant, l'augmentation de certaines IST dans cette population incite à rester vigilant pour les années futures. Enfin, les consommateurs de drogues, largement infectés par le VIH au milieu des années 1980, représentent aujourd'hui un faible nombre de diagnostics d'infection par le VIH.

Au niveau régional, la Guyane et la Guadeloupe détiennent les plus forts niveaux de transmission de l'infection, supérieurs à celui constaté en Île-de-France.

À RETENIR

Aujourd'hui, en France, près de 7 000 nouvelles infections par le VIH sont diagnostiquées chaque année. Environ 40 000 à 50 000 personnes sont infectées par le VIH sans le savoir. Pour une personne sur cinq, le diagnostic est encore trop tardif, et pourtant le bénéfice d'une prise en charge précoce, et la plus précoce possible, est bien démontré.

FICHE N° 13 | ÊTRE CITOYEN EN FRANCE : DROITS ET DEVOIRS

En France, le principe de citoyenneté a été instauré par la Révolution française après le renversement de l'Ancien Régime.

■ LA CITOYENNETÉ

Définitions

La citoyenneté désigne un lien social, juridique et politique d'une personne dans un pays donné.
Ce statut de citoyen confère à la personne française :

- **des droits civiques :** avec le droit de vote et le droit de se présenter aux élections ;
- **des droits civils :** respect de la vie privée, droit d'aller et venir, liberté d'opinion, liberté de religion, liberté d'expression et d'association, droit à la sécurité et à la sûreté ;
- **des devoirs :** respect de la loi et des autres, responsabilisation de soi et de sa santé.

Autre définition de la citoyenneté selon la Direction de l'information légale et administrative : « Lien social établi entre une personne et l'État qui la rend apte à exercer l'ensemble des droits politiques attachés à cette qualité sous réserve qu'elle ne se trouve pas privée de tout ou partie de cet exercice par une condamnation pénale (privation de droits civiques). Juridiquement, un citoyen français jouit de droits civils et politiques et s'acquitte d'obligations envers la société. »
La citoyenneté française impose l'obligation d'avoir la nationalité française.
Les étapes pour être citoyen français :

- Pour les enfants nés de parents français : la première étape commence par le recensement obligatoire dès 16 ans : depuis le 1er janvier 1999, tous les jeunes (garçons et filles) doivent obligatoirement se faire recenser à la mairie de leur domicile ou au consulat, s'ils résident à l'étranger. Vient ensuite la seconde étape : la Journée défense et citoyenneté (JDC) qui a lieu entre 16 et 18 ans ;
- Pour les enfants nés sur le territoire français de parents étrangers : c'est le « droit du sol » : la nationalité française leur revient automatiquement et de plein droit à leur majorité. Avant leur majorité, ils peuvent acquérir la nationalité sur demande de leurs parents (entre 13 et 16 ans), ou sur demande personnelle (entre 16 et 18 ans), avec des conditions de durée de résidence en France. Le jeune est ensuite soumis au même recensement que les autres jeunes Français ;

• Pour les adultes : pour obtenir la nationalité française, la personne fait une demande de naturalisation et doit respecter un délai de résidence sur le territoire. La personne est reçue lors d'un entretien pour évaluer sa bonne connaissance de la langue française et des droits et devoirs conférés par la nationalité française, ainsi que des principes et valeurs essentiels de la République. La personne signera une charte des droits et des devoirs du citoyen.

D'un point de vue juridique, la nationalité est une condition nécessaire, mais pas suffisante, pour acquérir la citoyenneté. Il faut aussi jouir de ses droits civils et politiques. Ainsi, un enfant de nationalité française ne devient citoyen français qu'à partir de 18 ans, âge de l'acquisition du droit de vote.

Quelques dates

• **24-25 octobre 1997 :** Colloque de Villepinte où l'accent est notamment mis sur la nécessaire lutte contre les incivilités.

• **28 octobre 1997 :** Mise en place par une circulaire des contrats locaux de sécurité (637 au 30 novembre 2003), dont l'un des objectifs est de prévenir les incivilités.

• **Depuis 1997,** des contrats locaux de sécurité ont été signés, impliquant tous les acteurs de la sécurité (policiers, magistrats, élus locaux, éducateurs...), et dont l'un des buts est de lutter contre ces phénomènes.

• **1999 :** Lancement de la police de proximité en tant qu'expérimentation dans certains départements. La police de proximité est généralisée en 2002 aux 468 circonscriptions de police urbaine.

• **29 août 2002 :** La loi d'orientation et de programmation pour la sécurité intérieure (LOPSI) fixe comme objectif une action plus cohérente et plus efficace des forces de sécurité intérieure.

• **18 mars 2003 :** La loi pour la sécurité intérieure (LPSI) maintient la police de proximité, accroît les moyens techniques et juridiques des forces de police et crée de nouveaux délits et sanctions, notamment liés à la mendicité ou aux rassemblements dans les halls d'immeubles.

L'ÉPREUVE D'ADMISSIBILITÉ

PARTIE III

1 | MODALITÉS DE L'ÉPREUVE D'ADMISSIBILITÉ

L'épreuve d'admissibilité consiste à répondre à une ou plusieurs questions concernant l'exercice de la profession d'infirmier. La durée totale de l'épreuve est de 3 heures, elle est notée sur 20 points et compte coefficient 1. Une note inférieure à 08/20 est éliminatoire.

Les thèmes des questions abordées portent sur les matières figurant au programme fixé pour l'obtention du diplôme d'État d'infirmier et sont abordés dans le cadre des missions que sont amenés à remplir les infirmiers de l'Éducation nationale et de l'enseignement supérieur.

2| BUT DE L'ÉPREUVE

Elle consiste à évaluer les connaissances théoriques du candidat sur la profession infirmière ainsi que sur les missions au vu des matières fixées par le référentiel infirmier de 2009.

3 | MÉTHODOLOGIE

Pour préparer cette épreuve écrite, il est indispensable de reprendre les matières théoriques enseignées pour le diplôme infirmier. Effectivement, le contenu de six semestres reste très fastidieux, mais il faut garder à l'esprit que les questions abordées au concours sont en lien avec les missions que doit tenir l'infirmier en milieu scolaire.

Toutefois le candidat doit être capable de répondre aux questions sans faire de hors sujet. Il est donc essentiel de bien comprendre l'intitulé du sujet pour y répondre de façon pertinente.

La difficulté de cette épreuve réside dans la gestion du temps et le fait de mobiliser ses connaissances. Nous vous proposons une méthodologie simple à mettre en application le jour du concours.

COMPRENDRE LA CONSIGNE

En fonction des verbes employés dans le libellé du sujet, un mode de réponse est attendu par le jury. Habituellement, dans les libellés de sujets, il y a des questions courtes et des grandes questions.

Le premier type de questions requiert des réponses courtes ou un élément de réponse précis.

Le second type de questions ouvertes amène le candidat à rédiger une réponse construite et détaillée pour donner, par exemple, son point de vue, le descriptif des actions face à une situation de soins...

Voici un récapitulatif des verbes usuels employés et ce qu'ils sous-entendent en termes de réponses.

Argumenter	Justifier son point de vue
Citer	Lister des éléments de réponse
Commenter	Analyser puis expliquer
Développer	Exposer, apporter des éclaircissements
Discuter	Commenter et expliciter
Énoncer	Exprimer avec précision et brièvement
Énumérer	Énoncer sans apport de développement
Expliquer	Faire comprendre
Exposer	Présenter et expliquer de façon ordonnée

Identifier	Reconnaître
Illustrer	Utiliser des exemples
Justifier	Démontrer
Livrer une opinion	Exprimer une réflexion personnelle
Réfuter	Dénoncer, contester
Repérer	Reconnaître

MOBILISER SES CONNAISSANCES

Après la première étape de compréhension de la consigne, vous pouvez à présent utiliser vos connaissances en lien avec le contenu théorique de la formation d'infirmier pour répondre à la question.

RÉDIGER LA RÉPONSE

Vous devez soigner votre écriture et respecter la syntaxe et l'orthographe du vocabulaire médical. N'oubliez pas que vous êtes déjà un professionnel de santé et que ces éléments de terminologie médicale vous sont connus. Le jury sera amené à sanctionner les fautes d'orthographe. Parfois un nombre de points est réservé pour tenir compte de ce dernier critère.

EXERCICES D'ENTRAÎNEMENT DE COMPRÉHENSION DE LA CONSIGNE

Pour chaque libellé de sujet, définir le mode de réponse attendu.

a) « Citer quatre conseils à donner à un adolescent asthmatique. »
b) « Si vous réussissez le concours d'infirmier de l'Éducation nationale et de l'enseignement supérieur, par quel statut serez-vous régi ? »
c) « Décrivez chronologiquement vos actions auprès d'un élève retrouvé inconscient dans sa chambre. »
d) « Expliquez votre rôle sur prescription et votre rôle propre face à cette adolescente. »
e) « Une jeune fille de 14 ans vient à l'infirmerie et vous fait part du fait qu'elle a subi des violences par son père. Vous l'examinez et vous apercevez des hématomes. Quelle sera votre conduite ? »

Réponses

a) « Citer » : dans cet exemple, vous devez lister les conseils à donner à un adolescent. Vous ne devez pas justifier vos réponses mais seulement les énumérer. Souvent, vous pouvez rédiger une phrase d'introduction ; par exemple : « Les conseils à donner à cet adolescent sont... » et vous listez les conseils.

b) Dans ce type de question, le jury attend une réponse précise, c'est-à-dire le statut de l'infirmier scolaire (agent de la fonction publique et classé en catégorie A).

c) « Décrire » : cette question sous-entend que vous devez établir, par étapes chronologiques, les actions à mettre en place par l'infirmier face à un élève inconscient. Pour y répondre, vous devez vous imaginer votre intervention auprès de cet élève sans rien omettre. La notation va tenir compte de l'exhaustivité des réponses de la conduite à tenir de l'infirmier.

d) Ce type de question invite le candidat à expliquer précisément en donnant la définition du rôle prescrit et du rôle propre de l'infirmier en s'appuyant sur la situation décrite dans le libellé.

e) Dans ce type de question ouverte, le jury souhaite évaluer vos connaissances réglementaires sur la conduite à tenir en cas de violences sur un mineur (signalement...).

L'ÉPREUVE D'ADMISSION

PARTIE IV

1 | MODALITÉS DE L'ÉPREUVE D'ADMISSION

Cette épreuve consiste en un entretien du candidat avec le jury pendant 30 minutes. L'épreuve est notée sur 20 points et compte coefficient 2. Pour être admis, le candidat devra obtenir la note de 10/20.

À SAVOIR

Si plusieurs candidats ont obtenu le même nombre total de points au concours, la priorité sera donnée à celui qui a obtenu la note la plus élevée à l'épreuve orale d'admission. Vous devez donc soigner votre intervention lors de cette épreuve orale.

Elle débute par un exposé du candidat d'une durée de 10 minutes au maximum sur sa formation et, le cas échéant, son expérience professionnelle. Nous vous proposons au paragraphe « Méthodologie » les clés de réussite et les conseils pour préparer cet exposé.

Au cours de cette audition, le candidat peut également développer, s'il le souhaite, un projet professionnel. L'exposé est ensuite suivi d'une discussion avec le jury, d'une durée de 20 minutes au minimum. La discussion avec le jury peut s'engager à partir des éléments présentés par le candidat au cours de son exposé et de ceux figurant dans le dossier qu'il a déposé lors de son inscription.

2| BUT DE L'ÉPREUVE

Elle est destinée à apprécier la motivation et les qualités de réflexion du candidat ainsi que ses connaissances professionnelles et son aptitude à exercer sa profession au regard de l'environnement professionnel des infirmiers de l'Éducation nationale et de l'enseignement supérieur, et des missions qui leur sont dévolues.

En outre, des questions portant, notamment, sur les règles applicables à la fonction publique de l'État et à l'organisation générale des services centraux, des services déconcentrés et des établissements publics relevant du ministre chargé de l'Éducation nationale et du ministre chargé de l'enseignement supérieur peuvent être posées par le jury.

Seuls l'exposé et l'entretien avec le jury donnent lieu à la notation, à l'exclusion du dossier déposé par le candidat lors de son inscription.

3| MÉTHODOLOGIE

AVANT LE JOUR J

Vous avez la chance de pouvoir préparer votre intervention orale devant le jury. Nous vous proposons de préparer au mieux cet exposé qui doit principalement aborder votre candidature et votre parcours professionnel.

Analyse de ma candidature

Ce travail de rétrospection de soi est indispensable pour présenter sa candidature au jury. Vous devez vous poser certaines questions sur votre personnalité :

- Qui suis-je ?
- Quelles sont mes valeurs ?
- Quels sont mes points forts et mes points faibles ?
- Quelles sont mes difficultés ?
- Quelles sont mes ressources (essayez de vous demander si elles pourraient vous aider à surmonter vos faiblesses ; sinon, questionnez-vous sur les moyens qui pourraient vous permettre de les dépasser : capacité d'écoute, prise de distance avec son histoire personnelle, ouverture vers les autres, curiosité intellectuelle, entraide...) ?
- Comment je gère mes difficultés ?
- Quelles sont les valeurs que j'ai priorisées pendant mon expérience de professionnel de santé ?

Il est conseillé d'interroger votre entourage proche sur votre personnalité, vos défauts, qualités... car c'est de cette manière que vous allez croiser les points de vue de vos proches avec ce que vous avez pu dégager lors de cet état des lieux sur votre candidature.

Analyse de mon parcours professionnel

Cette seconde partie de l'exposé vise à présenter au jury votre parcours professionnel. Pour faire ce travail de bilan d'expérience, nous vous donnons quelques pistes à analyser :

- Quel a été mon parcours professionnel (standard ou atypique, reclassement professionnel...) ?

- Quelles sont les expériences que j'ai acquises qui vont me permettre de confirmer ce projet professionnel ?

- Lister tous vos **postes professionnels**.

- En face de chaque poste tenu, mettre en évidence **les compétences acquises** : savoir (connaissances théoriques), savoir-faire (les soins techniques, les soins relationnels...), savoir être (posture dans les soins, empathie, écoute active...), **globalement, c'est savoir agir en situation, savoir agir en tenant compte d'autrui**.

- Savoir devenir (votre projet professionnel, vos perspectives de carrière comme votre candidature aujourd'hui pour devenir infirmier en milieu scolaire).

- Ce que j'ai réussi dans ma carrière.

EN RÉSUMÉ

Le candidat souhaitant s'orienter vers la profession d'infirmier scolaire doit interroger son parcours professionnel et personnel pour dégager toutes ses compétences acquises à travers :
- l'expérience technique acquise à partir de son métier d'origine ;
- les situations d'encadrement et d'animation d'un groupe ;
- la gestion d'un projet, les éventuelles interventions pour faire de la formation ou de la sensibilisation à un public donné.

Entraînement à la prise de parole

Vous devez également vous entraîner à la prise de parole devant un public. Pour y arriver, la meilleure façon est de s'entraîner : soit devant un miroir, soit face à votre entourage, l'objectif principal étant de savoir maîtriser ses émotions et gérer son stress. Répéter autant de fois que nécessaire l'exposé que vous avez rédigé en vous enregistrant et en vous chronométrant.

ÉPREUVE D'ADMISSION LE JOUR J

La veille de la date de votre entretien, prévoyez de :

- vous relaxer en mettant de côté les révisions de dernière minute ;
- manger léger ;
- préparer votre convocation et une pièce d'identité ;
- dormir tôt car, selon les académies où vous allez passer votre entretien, il va falloir probablement vous lever tôt pour vous y rendre. Il est vivement conseillé, quelques jours avant l'examen, de repérer où se trouve le lieu pour ne pas avoir à chercher l'adresse le jour J.

Le jour J, vous devez être à l'heure : passé l'heure de convocation, le jury peut refuser votre participation. Il est indispensable de soigner votre tenue vestimentaire tout en choisissant des vêtements confortables. De même, vous devez soigner votre intervention orale. Pour cela, il est vivement conseillé :

- au moment de votre entrée dans la salle, de saluer le jury poliment et avec le sourire ;
- d'attendre que le jury vous demande de vous asseoir.

Gestion du temps

Vous devez vous limiter au temps maximum fixé par la réglementation du concours, soit pas plus de 30 minutes au total (exposé et entretien) sous peine d'être sanctionné par le jury.

Exposé

Étant donné que vous avez bien préparé votre exposé, il faut veiller à ne pas donner l'impression de réciter votre texte. Votre intervention devra être naturelle, fluide et compréhensible. Marquer des temps d'arrêt entre chaque partie de votre exposé. Tout en relatant votre travail, essayez de garder un contact visuel avec chacun des membres du jury. Ne soyez pas impressionné : chaque jury est différent et son attitude ne doit pas être interprétée. En effet, un jury qui sourit ne veut pas forcément vous laisser entendre que votre prestation est exemplaire. De plus, un jury qui reste figé ou passif ne veut pas forcément vous laisser entendre que votre prestation est catastrophique.

Entretien de motivation

Après avoir conclu son exposé oral, le candidat va s'exprimer sur son projet professionnel et sa motivation à s'orienter vers le métier d'infirmier scolaire.

Ce second temps de l'entretien est un véritable entretien d'embauche : le candidat doit convaincre le jury qu'il possède toutes les capacités de maturation et d'empathie pour occuper un poste d'infirmier dans l'Éducation nationale et l'enseignement supérieur, et que son projet est réfléchi et cohérent.

C'est durant ce second temps que le jury va tenter de faire connaissance avec vous et confirmer que votre projet professionnel est bien cohérent par rapport aux échanges lors de l'entretien. N'essayez pas de feindre vos motivations ou de vous prendre pour quelqu'un que vous n'êtes pas : le jury est composé de professionnels qui vont vite repérer ces jeux de rôle. Le jury repère les candidats qui ont un fort débit de parole mais qui n'ont pas le profil attendu pour ce type de poste, comme les candidats qui ont du mal à exprimer leurs intentions mais qui collent aux critères attendus pour le poste d'infirmier scolaire.

Certains jurys chercheront à vous contredire pour évaluer vos réactions et votre ouverture d'esprit.

Ce test permet aussi de cerner votre maîtrise des émotions et votre potentiel d'argumentation. Le jury peut vous questionner sur vos qualités et défauts.

Les dimensions évaluées par le jury

Chaque jury suit une grille d'évaluation avec des objectifs et des critères à repérer chez le candidat. Les dimensions évaluées portent essentiellement sur les qualités de réflexion du candidat ainsi que sur ses connaissances professionnelles et son aptitude à exercer sa profession au regard de l'environnement professionnel des infirmiers de l'Éducation nationale et de l'enseignement supérieur, et des missions qui leur sont dévolues.

Le jury peut également interroger le candidat sur les règles applicables à la fonction publique de l'État et à l'organisation générale des services centraux, des services déconcentrés et des établissements publics relevant du ministre chargé de l'Éducation nationale et du ministre chargé de l'enseignement supérieur. Vous devez donc maîtriser les fondements et les règles qui définissent la fonction publique de l'État.

ANNALES 2014-2016

PARTIE V

SUJET N° 1 | ACADÉMIES DE REGROUPEMENT EST, AVRIL 2016

SUJET

Question 1 (2 points)

Quelles sont les priorités définies par la loi de refondation de l'école de la République du 8 juillet 2013 ?

Question 2 (1 point)

Date de la circulaire ou du BO en définissant les missions des infirmier(e)s de l'éducation nationale.

Question 3 (1 point)

Vous êtes affecté(e) sur un poste avec internat, combien aurez-vous de nuits d'astreinte à effectuer dans votre établissement par semaine ?

Question 4 (0,5 point)

Vous êtes affecté(e) dans un EPLE : Quel est votre supérieur hiérarchique ?

Question 5 (1,5 points)

Citez les 3 caractéristiques du harcèlement en milieu scolaire ?

Question 6 (1,5 points)

Le climat scolaire est un levier pour accompagner un plan de prévention du harcèlement. Sur le site dédié « NON AU HARCÈLEMENT » le ministère de l'Éducation nationale a proposé un plan autour de 6 axes, citez 3 axes de travail possibles.

Question 7 (10,5 points)

Vous êtes infirmier(e) en poste interdegré.

Aujourd'hui en poste dans votre collège, vous accueillez, dans votre infirmerie, un élève qui vous dit qu'il a chuté au sol et qu'il s'est cogné la tête.

Question 7.1 :

Exposez votre démarche clinique :

Quelles sont les données que vous pourriez mesurer ?

Quelles sont les données que vous pourriez observer ?

Quelles sont les données que vous pourriez recueillir auprès de l'élève ou sur la fiche d'urgence ?

Question 7.2 :

Première hypothèse :

Votre analyse professionnelle ne relève pas de signes de gravité chez l'élève. Après une surveillance à l'infirmerie, alors que vous ne lui avez donné aucun traitement, vous prenez la décision de le laisser retourner en cours.

Question 7.2 A :

Quels conseils lui transmettez-vous avant son départ de l'infirmerie ?

Question 7.2 B :

Conjointement, à quels interlocuteurs devez-vous communiquer des éléments en lien avec cette situation ?

Question 7.2 C :

Quels éléments communs communiquez-vous aux différents interlocuteurs ?

Question 7.2 D :

Pour une surveillance et un suivi en dehors du temps scolaire, quels autres éléments pourriez-vous transmettre ?

Question 7.3 :

Deuxième hypothèse :
Vous observez d'emblée des signes de gravité : Donnez les 6 actions essentielles à mettre en œuvre pour la bonne prise en charge de cette situation ?

CORRIGÉ

Question 1 (2 points)

Quelles sont les priorités définies par la loi de refondation de l'école de la République du 8 juillet 2013 ?

La priorité au primaire est la mesure phare de cette loi. En effet c'est au primaire que l'enfant acquiert les bases de l'apprentissage fondamental. Pour lui permettre d'apprendre dans des conditions favorables, plusieurs axes ont été mis en place :

• incitation de la scolarisation des enfants de moins de trois ans pour donner davantage de temps aux premiers apprentissages. Le rôle de l'école maternelle est déterminant, elle doit à la fois être centrée sur le développement affectif, social, sensoriel, moteur et cognitif de l'enfant, accorder une importance toute particulière à l'acquisition du langage, et préparer de manière progressive aux apprentissages fondamentaux dispensés à l'école élémentaire, sans pour autant les anticiper. Le projet de loi prévoit l'enseignement obligatoire d'une langue vivante dès le cours préparatoire (CP) ;

• enseignement moral et civique ;

• création de plus de 3 350 postes d'enseignants pour prévenir et remédier à la difficulté scolaire. C'est le dispositif « plus de maîtres que de classes ». Ainsi l'encadrement des élèves dans les zones les plus fragiles sera renforcé ainsi que la mise en place d'organisations pédagogiques innovantes ;

• adaptation du rythme scolaire : c'est la semaine de quatre jours et demi qui va permettre de mieux répartir les heures de classe sur la semaine, d'alléger la journée de classe de 45 minutes en moyenne et de programmer les séquences d'enseignement à des moments où la faculté de concentration des élèves est la plus grande ;

• planification d'activités pédagogiques complémentaires (APC) aux élèves. Ces activités organisées par les enseignants, permettent d'aider les élèves lorsqu'ils rencontrent des difficultés dans leurs apprentissages, de les accompagner dans leur travail personnel ou de leur proposer toute autre activité prévue par le projet d'école. Chaque enseignant consacre 36 heures par an à ces activités avec les élèves, soit 1 heure par semaine en moyenne ;

• assistance aux directeurs d'école sur le plan administratif ;

• aide aux enseignants dans des tâches éducatives et appui dans le cadre de la mise en place de la réforme des rythmes scolaires ;

• éducation au numérique. Le projet de loi crée un service public de l'enseignement numérique ;

• formation des enseignants dans les Écoles supérieures du professorat et de l'éducation (ESPE). Ces écoles forment aux métiers du professorat et de l'éducation et proposent des préparations aux concours de recrutement ;

• création d'un Conseil national d'évaluation du système éducatif ;
• promotion de la santé : l'école a pour responsabilité l'éducation à la santé et aux comportements responsables. Elle contribue au suivi de la santé des élèves. La politique de santé à l'école se définit selon trois axes : l'éducation, la prévention et la protection.

De plus la devise de la République et le drapeau tricolore seront apposés sur la façade des établissements scolaires. La Déclaration des droits de l'Homme et du citoyen du 26 août 1789 sera affichée de manière visible dans les locaux scolaires.

Question 2 : 1 point

Date de la circulaire ou du BO en définissant les missions des infirmier(e)s de l'éducation nationale.

C'est la circulaire n° 2015-119 du 10-11-2015[1].
Les missions des infirmiers de l'éducation nationale sont :
• l'élaboration, la mise en œuvre et l'évaluation des parcours éducatifs de santé tant individuels que collectifs ;
• l'accueil et l'accompagnement de chaque élève en fonction de ses besoins spécifiques liés à sa santé physique ou psychique. L'infirmier les aide à développer leur esprit critique, à construire leur autonomie et à élaborer un projet personnel en matière de santé. Il-elle se préoccupe également de développer la réflexion des élèves sur le sens et la portée des valeurs qui sont à la base de nos institutions, et de les préparer au plein exercice de la citoyenneté ;
• la promotion de la santé de l'ensemble des élèves, scolarisés dans les établissements d'enseignement des premier et second degrés de leurs secteurs d'intervention, et des étudiants ;
• la participation plus largement à la politique du pays en matière de prévention et d'éducation à la santé, et de lutte contre les inégalités sociales ;
• la participation aux projets d'éducation à la santé et de prévention des conduites à risque menés dans les établissements et tient ainsi globalement un rôle éducatif au sein de la communauté scolaire ;
• la formation : L'infirmier(e) contribue, dans son domaine de compétence, à la formation initiale et continue de l'ensemble des personnels de l'éducation nationale ;
• l'observation et la surveillance épidémiologique : L'infirmier(e) a une mission d'observation et de surveillance épidémiologique, conformément aux termes de la loi n° 98-535 du 1er juillet 1998

1. http://www.snics.org/images/stories/textes/Le%20Bulletin%20officielEN_missions%20infirmiere%20en_circulaire%20n%202015-119%20du%2010-11-2015.pdf

relative au renforcement de la veille sanitaire. Il recueille et exploite des données et peut être amené, à partir des éléments en sa possession, à effectuer des actions de recherche sur les indicateurs de santé ;

• la dispensation de soins spécifiques : l'organisation des soins et des urgences, la gestion des événements traumatiques, les maladies transmissibles en milieu scolaire.

Question 3 : 1 point

Vous êtes affecté(e) sur un poste avec internat, combien aurez-vous de nuits d'astreinte à effectuer dans votre établissement par semaine ?

C'est l'arrêté du 18 juin 2002 modifiant l'arrêté du 15 janvier 2002 portant application du décret n° 2000-815 du 25 août 2000 relatif à l'aménagement et à la réduction du temps de travail dans les services déconcentrés et établissements relevant du ministère de l'éducation nationale.

« Art. 10-1. - Les infirmières et infirmiers de l'éducation nationale logés par nécessité absolue de service dans les établissements publics d'enseignement et de formation relevant des ministres chargés de l'éducation nationale et de l'enseignement supérieur et comportant un internat assurent **trois nuits d'astreinte par semaine de 21 heures à 7 heures.** »

Question 4 : 0,5 point

Vous êtes affecté(e) dans un EPLE : Quel est votre supérieur hiérarchique ?

EPLE : établissement public local d'enseignement. L'infirmier(e) exerce sous l'autorité du chef d'établissement d'affectation.

Question 5 : 1,5 points

Citez les 3 caractéristiques du harcèlement en milieu scolaire ?[2]

La violence : c'est un rapport de force et de domination entre un ou plusieurs élèves et une ou plusieurs victimes.

La répétitivité : il s'agit d'agressions qui se répètent régulièrement durant une longue période.

2. http://www.nonauharcelement.education.gouv.fr/ressources/guides/le-harcelement-cest-quoi/

L'isolement de la victime : la victime est souvent isolée, plus petite, faible physiquement, et dans l'incapacité de se défendre.

Question 6 : 1,5 points

Le climat scolaire est un levier pour accompagner un plan de prévention du harcèlement. Sur le site dédié « NON AU HARCÈLEMENT » le ministère de l'Éducation nationale a proposé un plan autour de 6 axes, citez 3 axes de travail possibles.

Sensibiliser : nouveau clip pour les 7-11 ans diffusées sur les chaînes télévisées ; site internet dédié « education.gouv.fr/nonauharcelement » ; une journée nationale le jeudi qui suit les vacances de la Toussaint.
Prévenir : la thématique du harcèlement est abordée lors des cours d'enseignement moral et civique ; mise en place d'outils comme « que faire dans mon école ? » ; « que faire dans mon collège, lycée ? » ; « cahier d'activités dans le primaire » ; réserve citoyenne : possibilité de s'inscrire pour s'engager contre le harcèlement.
Former : renforcement de la formation des personnels (9 heures pour le 1er degré).
Prendre en charge : mise en place d'un numéro vert 3020 ; protocoles de prise en charge rénovés ; des fiches conseils pour tous.

Question 7 : 10,5 points

Vous êtes infirmier(e) en poste interdegré (collèges et écoles du secteur de recrutement).
Aujourd'hui en poste dans votre collège, vous accueillez, dans votre infirmerie, un élève qui vous dit qu'il a chuté au sol et qu'il s'est cogné la tête.

Question 7.1 :

Exposez votre démarche clinique : Quelles sont les données que vous pourriez mesurer ?

- La douleur avec une échelle (échelle numérique de 1 à 10) et sa localisation.
- La pression artérielle.
- Les pulsations.
- La fréquence respiratoire.
- La glycémie capillaire.

Quelles sont les données que vous pourriez observer ?

- L'état de conscience : est-il interrogeable ? répond-il à la stimulation ?
- La vigilance : est-il bien éveillé ?
- La localisation du traumatisme au niveau du crâne.
- Si lors de la chute, a-t-il également eu un choc au niveau de la colonne vertébrale ?
- Si présence de plaie au niveau du cuir chevelu ? Saignement ?

Quelles sont les données que vous pourriez recueillir auprès de l'élève ou sur la fiche d'urgence ?

- S'il a perdu connaissance après le traumatisme de la tête.
- S'il a déjà eu ce type de chute.
- Ses antécédents médicaux et chirurgicaux.
- S'il prend un traitement.
- Les coordonnées des parents ou représentant légal.
- La date du dernier rappel de vaccin antitétanique.
- Sa capacité à remuer les membres, sa sensibilité au toucher.

Question 7.2 :

Première hypothèse :

Votre analyse professionnelle ne relève pas de signes de gravité chez l'élève. Après une surveillance à l'infirmerie, alors que vous ne lui avez donné aucun traitement, vous prenez la décision de le laisser retourner en cours.

Question 7.2 A :

Quels conseils lui transmettez-vous avant son départ de l'infirmerie ?

L'infirmière veillera à expliciter à l'élève les points de surveillance ci-dessous.
De plus il faut contacter les parents et leur conseiller de surveiller tout trouble pendant les prochaines 24 heures :

- du comportement ;
- de somnolence ;

- de l'activité habituelle ;
- de l'équilibre ou des vertiges lors de la marche ;
- des yeux, de la vue ;
- de la parole ;
- de la motricité, bouger un bras ou une jambe ;
- vomissement ;
- écoulement de sang ou de liquide par le nez ou les oreilles ;
- maux de tête intense et prolongé (ne pas prendre d'aspirine).

La première nuit, leur conseiller de vérifier la conscience de l'élève toutes les 3 heures. Dans le cas de l'apparition d'un ou de plusieurs de ces signes, ils devront prendre contact rapidement avec un médecin quelle que soit l'heure du jour ou de la nuit et de conduire la victime vers un hôpital afin d'effectuer des examens.

Question 7.2 B :

Conjointement, à quels interlocuteurs devez-vous communiquer des éléments en lien avec cette situation :

Les professeurs de l'élève doivent être avisés de cet accident et des recommandations de surveillance. En effet, l'élève retourne en cours : il sera donc sous leur surveillance.
Comme signalé au-dessus, les parents ou le représentant légal doivent être également informés de cet accident et des recommandations de surveillance auprès de l'adolescent.
Le chef d'établissement devra également être avisé de cet accident.

Question 7.2 C :

Quels éléments communs communiquez-vous aux différents interlocuteurs ?

Les éléments communs sont à communiquer aux professeurs de l'élève et également aux parents. Ces éléments concernent les points de surveillance et de vigilance de l'élève. Le but étant de prévenir un hématome sous-dural consécutif au traumatisme crânien suite à la chute.

Question 7.2 D :

Pour une surveillance et un suivi en dehors du temps scolaire, quels autres éléments pourriez-vous transmettre ?

Ce sont les points développés à la Question 7.2 A.

Question 7.3 :

Deuxième hypothèse :

Vous observez d'emblée des signes de gravité : Donnez les 6 actions essentielles à mettre en œuvre pour la bonne prise en charge de cette situation ?

ACCUEILLIR ET RASSURER :
- allonger l'adolescent et le rassurer ;
- prendre ses constantes.

OBSERVER :
- L'élève répond-il aux questions ?
- Respire-t-il sans difficulté ?
- Saigne-t-il ?
- De quoi se plaint-il ?

ALERTER le SAMU en composant le 15 :
- indiquer l'adresse détaillée du lieu de l'accident (infirmerie du collège) ;
- préciser le type d'événement (chute de sa hauteur avec traumatisme crânien) ;
- décrire l'état observé au médecin du SAMU : constantes, conscience, vigilance ;
- décrire la lésion s'il y a (Aspect, surface, localisation) ;
- si possible l'âge de l'élève ;
- ne pas raccrocher le premier ;
- laisser la ligne téléphonique disponible.

APPLIQUER LES INSTRUCTIONS DU SAMU :

- rester auprès de l'adolescent ;
- surveiller l'évolution de son état ;
- continuer de le rassurer ;
- ne pas le bouger.

PRÉVENIR :

- le chef d'établissement, la famille, le service de santé scolaire, le service de vie scolaire ;
- la personne qui va accueillir des secours.

TRACER LE COMPTE-RENDU DE LA PRISE EN CHARGE :

- motif de consultations du collégien ;
- les constantes relevées ;
- les instructions données par le SAMU ;
- les soins réalisés ;
- l'évolution de l'état de santé du collégien ;
- les personnes prévenues ;
- le lieu de transfert du collégien.

SUJET N° 2 | LE PROGRAMME NATIONAL NUTRITION SANTÉ (PNNS) 2011-2015

SUJET

Question 1

Citer les objectifs nutritionnels de santé publique fixés par le Haut conseil de la santé publique.

Question°2

Citer les Axes stratégiques du programme en illustrant d'un exemple.

Question°3

Le PNNS prévoit un plan obésité. Au cours d'un dépistage infirmier, vous constatez chez une élève de 3e un IMC à 29 :
Qu'est-ce que l'IMC ?
Comment le calculer ?
Quelles sont les valeurs normales chez un adolescent de 14 ans ?
Quelles sont les conséquences psychologiques et organiques de cette obésité chez cette adolescente ?
Quelles seraient les actions à mettre en œuvre chez cette adolescente ?

CORRIGÉ

Question 1

Citer les objectifs nutritionnels de santé publique fixés par le Haut conseil de la santé publique.

1. Réduire l'obésité et le surpoids dans la population :
- stabiliser la prévalence de l'obésité et réduire le surpoids chez les adultes ;
- diminuer la prévalence de l'obésité et du surpoids chez les enfants et les adolescents.

2. Augmenter l'activité physique et diminuer la sédentarité à tous les âges :
- augmenter l'activité physique chez les adultes ;
- augmenter l'activité physique et lutter contre la sédentarité chez les enfants et les adolescents.

3. Améliorer les pratiques alimentaires et les apports nutritionnels, notamment chez les populations à risque :
- augmenter la consommation de fruits et légumes ;
- réduire la consommation de sel ;
- augmenter les apports en calcium dans les groupes à risque ;
- lutter contre la carence en fer chez les femmes en situation de pauvreté ;
- améliorer le statut en folates des femmes en âge de procréer ;
- promouvoir l'allaitement maternel.

4. Réduire la prévalence des pathologies nutritionnelles :
- dénutrition, troubles du comportement alimentaire.

Les objectifs nutritionnels de santé publique fixés par le Haut conseil de la santé publique, détaillés et quantifiés, sont repris dans les axes correspondants.

Question 2

Citer les Axes stratégiques du programme en illustrant d'un exemple.

AXE 1 - Réduire par des actions spécifiques les inégalités sociales de santé dans le champ de la nutrition au sein d'actions générales de prévention.

Développer des actions d'éducation et d'information spécifiques par :
- la sensibilisation des personnels des caisses d'allocations familiales (et des caisses d'assurance vieillesse), à la question nutrition santé, en leur fournissant des documents (fiches, brochures) adaptés pour aborder la question lors des contacts avec les allocataires de prestations sociales ;

• la conception et la diffusion de messages nutrition et d'outils, dont le format soit adapté aux divers publics concernés par les inégalités sociales de santé en nutrition (TV, journaux gratuits).

AXE 2 - Développer l'activité physique et sportive (APS) et limiter la sédentarité.
Promouvoir un environnement propice à la pratique de l'activité physique et limiter la sédentarité par :
• la valorisation et l'encouragement des modes de transport actifs avec l'intégration de la mobilité active dans les chaînes de déplacements (en lien avec le Plan santé environnement) ;
• la mise en place d'évènements grand public pour promouvoir l'APS comme facteur de santé et de bien-être.

AXE 3 - Organiser le dépistage et la prise en charge du patient en nutrition ; diminuer la prévalence de la dénutrition.
Mieux prendre en compte la dimension nutrition en médecine ambulatoire par :
• la mise en ligne d'un outil d'appropriation du PNNS pour les médecins généralistes ;
• l'analyse de l'intérêt de définir un titre et des compétences de « médecin nutritionniste » ;
• la définition de programmes d'éducation thérapeutique du patient dans les établissements de santé et dans les prises en charge ambulatoire ;
• l'analyse des besoins de prise en charge des patients ayant une maladie nutritionnelle sévère et la proposition d'une organisation de l'offre.

AXE 4 - Valoriser le PNNS comme référence pour les actions en nutrition ainsi que l'implication des parties prenantes.
Mettre en place une stratégie de communication du PNNS par :
• la création d'un portail spécifique institutionnel d'information sur le PNNS, ses principes, ses actions, ses partenaires majeurs sources d'informations validées : www.pnns.gouv.fr (pouvant renvoyer vers diverses sources validées) ;
• la promotion du site www.mangerbouger.fr comme référence en matière d'information « nutrition et santé » sur Internet ;
• l'information régulière des médias, des professionnels concernés, des élus et du grand public sur les réalisations du PNNS ;
• le renforcement de la notoriété du logo PNNS et de ses déclinaisons ;
• la prise de parole dans des débats d'actualité pour faire valoir les messages du PNNS.

VOLET TRANSVERSAL - Formation, surveillance, évaluation et recherche.

Développer des outils de formation en nutrition par :

• le développement d'un module en ligne sur le dépistage et la prise en charge de l'obésité pour les professionnels ;

• la mise à disposition de modules de formation PNNS, selon des formats adaptés pour les enseignants, les assistantes maternelles, les salariés d'entreprises ;

• la proposition de labellisation « PNNS » de modules de formation continue produits par divers organismes, ainsi que la promotion de ces modules.

Question 3

Le PNNS prévoit un plan obésité. Au cours d'un dépistage infirmier, vous constatez chez une élève de 3e un IMC à 29 :

• **Qu'est-ce que l'IMC ?**

C'est l'indice de masse corporelle.

• **Comment le calculer ?**

C'est le rapport entre le poids en kilogrammes par la taille en mètre au carré : IMC = Poids/Taille^2

• **Quelles sont les valeurs normales chez un adolescent de 14 ans ?**

Les courbes de corpulence françaises sont établies en percentiles. L'insuffisance pondérale est définie par un IMC inférieur au 3e percentile, tandis que le surpoids est défini par un IMC au-delà de la courbe du 97e percentile.

En se référant aux courbes de corpulence du PNNS 2010 adaptées à la pratique clinique, on retient les définitions suivantes :

• insuffisance pondérale : IMC < 3e percentile ;

• corpulence normale : 3e ≤ IMC < 97e percentile ;

• surpoids, incluant l'obésité : IMC ≥ 97e percentile ;

• l'obésité est une forme sévère de surpoids, qui débute à partir du seuil IOTF-30 (seuil de définition de l'obésité).

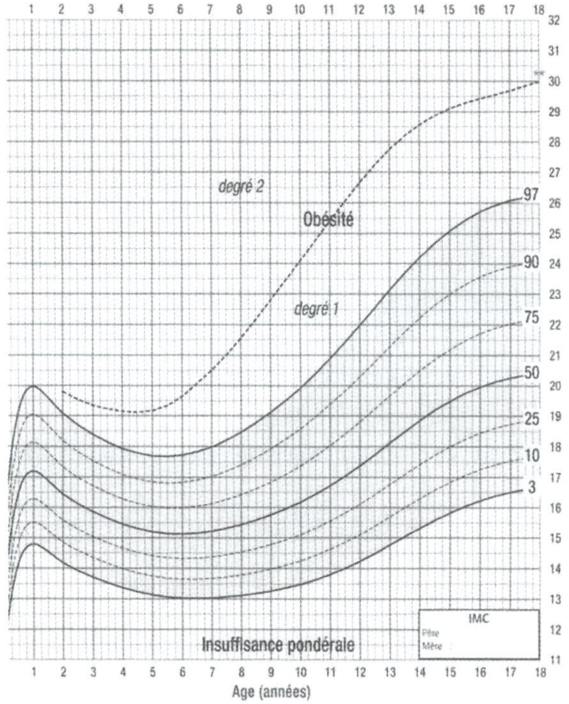

e enfant, le poids et la taille doivent être mesurés régulièrement.
de Masse Corporelle (IMC) est alors calculé et reporté sur la courbe de corpulence disponible sur www.sante.fr. Il se calcule soit avec un disque de avec une calculette, en divisant le poids (en kg) par la taille au carré (en mètre) soit : $\frac{\text{poids(Kg)}}{\text{taille (m)} \times \text{taille (m)}}$

t un bon reflet de l'adiposité. Il varie en fonction de l'âge. L'IMC augmente au cours de la première année de vie, diminue jusqu'à augmente à nouveau. La remontée de la courbe, appelée rebond d'adiposité, a lieu en moyenne à 6 ans.
courbe de corpulence pour chaque enfant permet d'identifier précocement les enfants obèses ou à risque de le devenir :
l'IMC est supérieur au 97ème percentile, l'enfant est obèse.
rebond d'adiposité est précoce plus le risque d'obésité est important.
ngement de "couloir" vers le haut est un signe d'alerte.

Liberté • Égalité • Fraternité
RÉPUBLIQUE FRANÇAISE

- **Quelles sont les conséquences psychologiques et organiques de cette obésité chez cette adolescente ?**

Conséquences psychologiques :

- perte de l'estime de soi avec anxiété, voire troubles dépressifs ;
- repli sur soi : effet discriminatoire : l'adolescent obèse est montré du doigt et chahuté par les autres adolescents.

Conséquences organiques :

- morphologiques : gynécomastie, enfouissement de la verge, vergetures, acné sévère, mycoses ;
- endocriniennes : liés à l'hyperinsulinisme : puberté précoce ou aménorrhée ;
- cardio-vasculaires : diabète de type 2, pathologies ostéoarticulaires, respiratoires (asthme, apnée du sommeil), hyperlipidémie, hypertension ;
- ostéoarticulaires : genu valgum, atteinte de la hanche et du rachis.

• Quelles seraient les actions à mettre en œuvre chez cette adolescente ?

Nous sommes chez cette adolescente face à une obésité de type 1 : IMC entre 25 et 30 (> au 97e percentile).

> Pour information, nous parlerons d'obésité de type 2 si IMC > 30.

Le surpoids résulte souvent du déséquilibre de la balance énergétique : plus d'apports et moins de dégradation des calories consommées. Il faut donc agir sur l'activité physique. Chez l'adolescent le surpoids est multifactoriel. Les actions infirmières à mettre en place pourraient être :

• un entretien avec l'adolescente pour lui expliquer ce qu'est l'IMC ;

• donner une explication, sans la brusquer, au sujet des risques à court et à long terme sur sa santé ;

• écouter l'adolescente ;

• instaurer un climat de confiance avec l'adolescente, la rassurer et lui expliquer que nous sommes là pour l'aider. En effet, l'adhésion de la jeune fille est indispensable pour mettre en place une action éducative ;

• changer les habitudes alimentaires, ce qui nécessite la participation et l'éducation de l'entourage : orienter vers une diététicienne ;

• interroger l'adolescente sur ses habitudes alimentaires, ses goûts et de ses activités physiques ;

• mettre en place un régime accepté par l'adolescente : modification progressive en fonction de ses activités, de sa vie sociale, de son âge, de ses besoins de croissance ;

• expliquer l'importance de la prise des repas à heures régulières en évitant les grignotages ;

• insister sur l'activité physique en établissant avec l'adolescente un programme d'activités : réduire les phases de sédentarité en proposant de marcher plus (30 à 60 mn/j), monter des escaliers, de reprendre un sport : la natation, ou autre... Ainsi plus l'adolescente se sentira mieux dans son corps, plus elle reprendra goût à la vie sociale.

SUJET N° 3 | ORLÉANS-TOURS, MARS 2015

SUJET

Question 1

Infirmier(e) en lycée, vous accueillez un lundi soir à 18 h 30 une jeune fille de 17 ans, interne, qui dit vouloir obtenir un renseignement rapidement. Inquiète, elle vous explique qu'elle a oublié de prendre sa contraception orale ce week-end et elle vous présente la boîte de contraceptifs.

1. Qu'est-ce qu'un contraceptif oral ?

2. Quelle sera votre démarche au regard de votre rôle propre ?

À l'issue de l'entretien, la jeune fille vous précise qu'elle a eu une relation sexuelle non protégée le vendredi soir.

3. Quelle est la conduite à tenir face à ce nouvel élément d'information ?

Question 2

Obstruction des voies aériennes par inhalation d'un corps étranger chez un lycéen : signes et conduite à tenir ?

CORRIGÉ

Question 1

Infirmier(e) en lycée, vous accueillez un lundi soir à 18 h 30 une jeune fille de 17 ans, interne, qui dit vouloir obtenir un renseignement rapidement. Inquiète, elle vous explique qu'elle a oublié de prendre sa contraception orale ce week-end et elle vous présente la boîte de contraceptifs.

1. Qu'est-ce qu'un contraceptif oral ?

Un contraceptif oral désigne un dispositif médicamenteux qui est pris par la voie buccale. Appelé communément « pilule », ce traitement agit chez la femme en bloquant l'ovulation, en amincissant l'endomètre, en modifiant la consistance de la glaire cervicale, empêchant ainsi toute implantation et passage des spermatozoïdes.

2. Quelle sera votre démarche au regard de votre rôle propre ?

Ma démarche en tant que professionnel de la santé a un but d'action éducative. Durant cet entretien d'écoute et d'éducation, l'infirmier va :

- vérifier à quelle période se trouve la jeune fille dans sa plaquette : si elle est au début ou si elle est en fin (par rapport au cycle menstruel) ;

- interroger la jeune fille pour savoir si elle a eu ou non des rapports sexuels ;

- en cas d'absence de rapports sexuels, elle devra prendre le comprimé oublié dès qu'elle s'en rend compte mais elle devra continuer sa plaquette à heure habituelle et utiliser en même temps un autre moyen de contraception comme le préservatif jusqu'à l'apparition des prochaines règles ;

- expliquer à cette jeune fille qu'elle devra être plus vigilante dans la prise de son contraceptif oral. Par exemple en lui expliquant qu'elle doit mettre en place des moyens pour éviter les distractions (alarme sur son téléphone portable, la prendre après s'être brossé les dents...).

À l'issue de l'entretien, la jeune fille vous précise qu'elle a eu une relation sexuelle non protégée le vendredi soir.

3. Quelle est la conduite à tenir face à ce nouvel élément d'information ?

La jeune fille a eu un rapport sexuel le vendredi soir en ayant oublié de prendre sa pilule deux jours de suite.

• Nous sommes au 3e jour du rapport sexuel non protégé ; il y a un risque de grossesse. Elle devra donc prendre une contraception hormonale d'urgence (vente libre et sans ordonnance en pharmacie ou gratuite dans les centres de planification familiale) qui doit rester exceptionnelle et les rapports sexuels doivent dater de moins de 72 heures. Il est 18 h 30, les centres sont presque fermés et il faut donc aider la jeune fille à trouver une pharmacie d'urgence. Cette contraception est remboursée à 100 % par les mutuelles pour les femmes de moins de 21 ans.

• Expliquer à la jeune fille les contre-indications de la pilule d'urgence. Si la jeune fille présente des contre-indications à la prise de la pilule d'urgence, il faudra la convaincre d'en parler avec ses parents ou son petit ami pour réfléchir à la décision à prendre.

• Si elle ne présente pas de contre-indications, il faudra lui citer les effets indésirables. Elle devra utiliser en même temps un autre moyen contraceptif jusqu'à l'apparition des prochaines règles.

• Revoir la jeune fille le lendemain.

• En cas de retard de règles, demander à la jeune fille de consulter un médecin.

• Évoquer avec la jeune fille le risque d'infections sexuellement transmissibles (IST) étant donné qu'elle a eu un rapport non protégé et l'orienter vers un centre de dépistage dont la consultation est gratuite et anonyme.

• Interroger également la jeune fille pour savoir si le rapport était consenti.

• Sans citer le cas de la jeune fille à l'équipe pédagogique, voir si un cours sur la contraception est disponible sur le programme des sciences de la vie et de la terre au lycée. En fonction de la disponibilité de ce cours théorique, programmer une action éducative à la santé.

Question 2

Obstruction des voies aériennes par inhalation d'un corps étranger chez un lycéen : signes et conduite à tenir ?

Les signes cliniques sont :
- accès de suffocation ;
- suivi immédiatement de quintes de toux expulsives ;
- anxiété, difficulté à parler ;
- puis d'un tirage inspiratoire entre les quintes ;
- pâleur et sueurs ;
- apnée de quelques secondes avec apparition rapide d'une cyanose.

La conduite à tenir vise à extraire le plus rapidement possible le corps étranger soit par des manœuvres manuelles immédiates, soit par des techniques en milieu hospitalier. Il s'agit d'évaluer le degré de l'obstruction, partiel ou soit total. Dans ce dernier cas, il s'agit d'une urgence vitale.

- Éloigner le public et isoler la victime.
- Rassurer la victime.
- Appeler le 15 et donner les premiers éléments cliniques de la situation et la localisation exacte de l'appel.
- Demander à un autre élève de prévenir un membre pédagogique du lycée pour le mettre au courant de la situation et pour qu'il puisse orienter les secours à leur arrivée dans l'établissement.
- Lui demander également d'apporter le défibrillateur semi-automatique en cas de besoin (si le patient ne respire et perd conscience).

Obstruction partielle

- Vérifier que le lycéen peut parler et respirer efficacement.
- Installer la victime dans la position où elle se sent le mieux (assise, demi-assise).
- Laisser la victime tousser si elle peut le faire : le réflexe de toux peut mobiliser le corps étranger.
- Observer en permanence les signes cliniques de la victime : respiration, couleur des téguments. Ces deux critères permettent de surveiller si la victime respire toujours.

Obstruction totale avec risque vital

• Le lycéen ne peut plus parler, devient cyanosé. Si l'objet n'est pas évacué, le jeune peut perdre connaissance.

• Réaliser un tapotement dans le dos de la victime entre les deux omoplates par séries de cinq.

• La manœuvre Heimlich doit être faite si le sujet est en état d'asphyxie aiguë. Cette méthode crée une hyperpression brutale intra-trachéobronchique. Cette hyperpression entraîne un déplacement de l'air contenu dans les voies aériennes, suffisamment puissant pour expulser le corps étranger vers la cavité buccale.

• En fonction de la corpulence de la victime par rapport au sauveteur :

- pratiquer cette manœuvre debout : le sauveteur, placé derrière le patient, met les bras en ceinture et appuie l'un de ses poings avec la main controlatérale contre l'épigastre. Il enfonce alors le poing violemment dans l'abdomen avec un mouvement rapide de bas en haut, recommençant plusieurs fois si nécessaire ;
- ou pratiquer cette manœuvre en mettant la victime allongée en décubitus dorsal : le sauveteur enfonce vigoureusement les deux mains superposées au niveau du creux épigastrique. Cette pression doit être violente pour être efficace et peut être à l'origine de vomissements.

• Répéter le cycle « claques dans le dos » et « compressions » : alterner cinq claques dans le dos et cinq compressions.

• En même temps, le sauveteur surveille si la victime respire ou non. Il dégage les voies aériennes en vérifiant si le corps étranger est extractible sous contrôle de la vue et débute sans tarder, si possible, une ventilation artificielle en attendant l'arrivée des secours.

• Interrompre les manœuvres dès l'apparition d'une toux, de cris ou de sons ; la reprise de la respiration ; le rejet du corps étranger.

• Installer confortablement la victime en attendant les secours et déboutonner ses vêtements.

• La victime sera quand même envoyée dans un service hospitalier pour évaluer la fonction respiratoire et vérifier qu'il n'y a pas eu de complications locales (inhalation pulmonaire). De plus, l'examen médical pourra également diagnostiquer l'étiologie de l'obstruction : mécanique ou liée à un autre problème organique.

• Si la victime perd connaissance, procéder à la réanimation cardio-pulmonaire.

• À la fin de chaque cycle de compressions thoraciques, vérifier la cavité buccale pour observer si l'objet est visible et atteignable.

• Prévenir les parents et les orienter vers l'établissement de santé où a été transféré le lycéen.

• Transcrire sur le registre de soins les observations de la situation, les actes réalisés et le mode de transfert du lycéen.

SUJET N° 4 | AMIENS, MARS 2014

SUJET

Question 1 (8 points)

Dans le gymnase jouxtant le lycée, au cours d'un exercice sur la poutre en EPS (éducation physique et sportive), un élève de seconde générale tombe et le thorax heurte violemment la poutre. Vous êtes appelé(e) en urgence par l'enseignant depuis son portable.

1. Que faites-vous ?

À votre arrivée, l'élève a très mal, parle difficilement et ses lèvres et ses extrémités sont cyanosées.

2. Quelle est la conduite à tenir dans l'immédiat et à plus long terme ?

Question 2 (5 points)

Infirmier(e) dans un collège, vous recevez, un lundi matin, lors de la récréation, une élève de 3e se plaignant de maux de tête et réclamant un comprimé de paracétamol. Au cours de l'entretien, elle vous dit qu'elle a joué au rugby la veille.

1. Quels éléments allez-vous recueillir ?

2. Pourquoi ?

3. Vous concluez à une céphalée banale. Que faites-vous ?

Question 3 (5 points)

Un élève de 5e, présentant des troubles autistiques, bénéficie d'un PPS sans AVS. Il subit des moqueries de la part de ses camarades de classe. Le professeur principal vous alerte à ce sujet.

1. Qu'est-ce qu'un PPS ?

2. Qu'est-ce qu'un AVS ? Quel est son rôle auprès de l'élève ?

3. Que pouvez-vous proposer à l'enseignant ?

CORRIGÉ

Question 1 (8 points)

Dans le gymnase jouxtant le lycée, au cours d'un exercice sur la poutre en EPS (éducation physique et sportive), un élève de seconde générale tombe et le thorax heurte violemment la poutre. Vous êtes appelé(e) en urgence par l'enseignant depuis son portable.

1. Que faites-vous ?

En tant qu'infirmier, vous devez :

• Recueillir le maximum d'éléments de la situation d'accident.

- Est-ce que l'élève présente une douleur ?
- A-t-il perdu connaissance même si cela a été bref ?
- Est-il actuellement conscient ?
- Respire-t-il ?
- A-t-il vomi ? ou a-t-il des nausées ?

• Expliquer les premiers gestes de secours au professeur en l'assurant de votre venue imminente.

- Installer l'étudiant en position latérale de sécurité (PLS).
- Rassurer l'élève.
- Éloigner le groupe d'élèves.
- Ne pas tenter de le mettre debout.
- Ne pas lui donner à boire.
- L'informer que vous allez prévenir les secours et le personnel administratif du collège pour qu'il puisse orienter les secours vers le gymnase.
- Prendre avec soi le défibrillateur semi-automatique (DSA) et la trousse de secours.

À votre arrivée, l'élève a très mal, parle difficilement et ses lèvres et ses extrémités sont cyanosées.

2. Quelle est la conduite à tenir dans l'immédiat et à plus long terme ?

Dans l'immédiat

- **Protéger l'environnement** autour de la victime pour éviter un autre accident.
- **Rassurer** la victime et lui parler constamment.
- **Examiner l'élève :** si présence d'hématomes sur la cage thoracique suite au traumatisme de la chute (possible atteinte des organes sous-jacents) ; évaluer la douleur ; la respiration (peut-il respirer efficacement ? si présence de cyanose des téguments ?), et la conscience de l'élève (peut-il s'exprimer en l'interrogeant sur ce dont il se plaint ?). Interroger la victime ou les témoins pour savoir s'il a eu un malaise, ou chute mécanique. Les antécédents médicaux ? si traitement personnel spécifique ?
- **Alerter :** rappeler le 15 en exposant les éléments complémentaires de la situation après examen sur place et répondre précisément aux questions du médecin régulateur.
- **Effectuer les premiers gestes d'urgence :** vérifier la position de la victime (PLS) et en fonction des éléments donnés dans le texte : « *L'élève a très mal, parle difficilement et ses lèvres et ses extrémités sont cyanosées* » : surveiller attentivement l'élève car il s'exprime mal et présente les premiers signes de détresse respiratoire. Vérifier la respiration (pendant 10 secondes) en écoutant et sentant le souffle, regarder si le thorax ou l'abdomen se soulèvent (vous pouvez poser une main sur le ventre de la victime pour sentir les mouvements de la respiration).

À plus long terme

Au vu des éléments décrits, l'élève peut perdre connaissance : il faut se préparer à la réanimation cardio-pulmonaire. Si l'élève perd connaissance et ne respire plus :
- allonger la victime sur le dos et libérer les voies aériennes ;
- pratiquer la réanimation cardio-pulmonaire et l'utilisation du DSA jusqu'à l'arrivée des secours ;
- relayer à l'équipe d'urgence dès son arrivée ;
- transcrire les observations et actes réalisés lors de cette situation sur le registre des soins ;
- prévenir les parents.

Question 2 (5 points)

Infirmier(e) dans un collège, vous recevez, un lundi matin, lors de la récréation, une élève de 3e se plaignant de maux de tête et réclamant un comprimé de paracétamol. Au cours de l'entretien, elle vous dit qu'elle a joué au rugby la veille.

1. Quels éléments allez-vous recueillir ?

- Interroger les circonstances d'apparition des maux de tête.
- A-t-elle reçu un traumatisme à la tête ou est-elle tombée ?
- A-t-elle vomi ? A-t-elle eu ou a-t-elle des nausées ?
- Relever ses antécédents médicaux et chirurgicaux.
- Demander si elle prend un traitement spécifique.
- Demander si elle a été exposée à une forte chaleur pendant le match.

2. Pourquoi ?

Les circonstances d'apparition des maux de tête vont permettre d'orienter le diagnostic. En cas de traumatisme crânien ou de chute, l'étudiante peut avoir eu un hématome sous-dural, ce qui est une urgence vitale. Le fait de questionner l'absence de troubles digestifs permet d'écarter le risque d'hématome sous-dural.

3. Vous concluez à une céphalée banale. Que faites-vous ?

- Prendre le temps de discuter avec l'élève en l'interrogeant sur ses résultats scolaires et sa relation avec les autres camarades de la classe et ses professeurs.
- L'interroger également sur son environnement familial.
- L'interroger sur son sommeil : dort-elle suffisamment ? Se réveille-t-elle la nuit ?
- Y a-t-il un point qui l'inquiète en ce moment ?
- Lui demander si elle souhaite parler d'un sujet précis avec vous.
- Ne pas la forcer à s'exprimer si elle ne le souhaite pas. Lui expliquer que vous êtes là à sa disposition et qu'elle peut venir quand elle veut si elle souhaite vous rencontrer.
- Tracer cette consultation sur le registre de soins et l'administration du paracétamol avec le nom, prénom, date de naissance et classe de l'élève.

Question 3 (5 points)

Un élève de 5e, présentant des troubles autistiques, bénéficie d'un PPS sans AVS. Il subit des moqueries de la part de ses camarades de classe. Le professeur principal vous alerte à ce sujet.

1. Qu'est-ce qu'un PPS ?

C'est un projet personnalisé de scolarisation initié par la loi n° 2005-102 du 11 février 2005 pour l'égalité des droits et des chances, la participation et la citoyenneté des personnes handicapées.

ARTICLE L. 112-2

[...] il est proposé **à chaque enfant, adolescent ou adulte handicapé**, ainsi qu'à sa famille, un **parcours de formation qui fait l'objet d'un projet personnalisé de scolarisation** assorti des ajustements nécessaires en favorisant, chaque fois que possible, la formation en milieu scolaire ordinaire. Le projet personnalisé de scolarisation constitue un élément du plan de compensation visé à l'article L. 146-8 du code de l'action sociale et des familles.

Le PPS définit les modalités de déroulement de la scolarité et les actions pédagogiques, psychologiques, éducatives, sociales, médicales et paramédicales répondant aux besoins particuliers des élèves présentant un handicap. Cela concerne les enfants présentant une altération de fonction(s) qui génère, dans un environnement donné, une limitation d'activité et/ou une restriction de participation à la vie en société.

AUTRES PROJETS INDIVIDUALISÉS

Le projet d'accueil individualisé (PAI)

C'est un dispositif d'accueil suite à la réflexion d'une équipe de professionnels œuvrant pour améliorer l'accueil de l'enfant. Ce document, dans lequel sont répertoriées les modalités particulières de la vie quotidienne de l'enfant dans la collectivité, fixe les conditions d'intervention des partenaires. Ce projet permet d'organiser la scolarité d'un enfant nécessitant les moyens alloués par la MDPH (maison départementale des personnes handicapées).

Le projet d'aide spécialisée (PAS)

C'est un dispositif écrit qui est rédigé par le maître chargé de l'aide, à dominante pédagogique ou à dominante rééducative (objectifs, démarche choisie, modalités d'évaluation).

2. Qu'est-ce qu'un AVS ? Quel est son rôle auprès de l'élève ?

Il s'agit de l'auxiliaire de la vie scolaire. L'attribution d'un AVS est un élément du PPS. L'AVS a quatre missions auprès de l'élève.

• Rôle pédagogique : interventions dans la classe en concertation avec l'enseignant de la classe (aide à l'écriture, manipuler le matériel...) durant les cours ou en interclasse.

• Rôle d'aide technique : en fonction de l'état de santé de l'élève, l'assister pour les soins de trachéotomie, d'aspiration trachéale, prise de thérapeutique...

• Rôle de soutien : accompagnement lors des sorties scolaires occasionnelles ou régulières (séances d'enseignement physique et sportif par exemple).

• Rôle intégrateur : il collabore au suivi des projets d'intégration (garderie, cantine) pour permettre l'intégration de l'élève dans le dispositif scolaire de l'établissement.

3. Que pouvez-vous proposer à l'enseignant ?

Tout d'abord, l'enseignant doit cadrer la classe en expliquant à ses élèves que l'accès de l'école est ouvert à tous sans discrimination physique ou de santé (l'élève souffre d'autisme).

L'enseignant peut expliquer aux élèves la loi du 11 février 2005 pour l'égalité des droits et des chances, la participation et la citoyenneté des personnes handicapées.
L'enseignant insiste sur l'entraide entre élèves. Leur camarade a besoin de leur aide et a besoin de rester intégré dans un établissement normal pour évoluer dans sa scolarité.

Proposer à l'enseignant de rencontrer les parents pour aborder le parcours et les difficultés rencontrés par leur enfant. Il est important que les parents soient associés au projet scolaire. Il peut leur proposer que leur enfant soit accompagné d'un AVS : pour cela, il devra les orienter vers la MDPH.

SUJET N° 5 | DIJON, MARS 2014

SUJET

Questions à réponses courtes (total des questions : 8 points)

Question 1

1. Que veut dire IMC ?

2. Quelle est la formule pour le calculer ?

3. Que signifie le sigle PNNS ?

4. Citez quatre recommandations du PNNS.

Question 2

Si vous réussissez le concours d'infirmier de l'Éducation nationale et de l'enseignement supérieur, par que! statut serez-vous régi ?

Question 3

Un nouveau calendrier vaccinal a été adopté par le ministère de la Santé en 2013. Citez trois nouvelles particularités par rapport à l'ancien calendrier.

Question 4

Citez six des sept priorités de santé développées par le ministère de l'Éducation nationale dans la circulaire du 2 décembre 2011 (circulaire n° 2011-216) relative à la politique éducative de santé dans les territoires académiques.

Grande question 5 (total : 10 points)

Quelques jours après la rentrée de septembre, dans le lycée professionnel où vous êtes affecté, vous êtes appelé en urgence à l'internat à 21 h 30 pour un élève de 16 ans qui est victime d'un malaise.

Vous n'avez pas connaissance de problèmes de santé particuliers le concernant. À votre arrivée, il est allongé au sol, inconscient, mais il respire. Vous observez qu'il a les yeux révulsés, qu'il présente des secousses musculaires et qu'il a uriné. Ses camarades sont paniqués autour de lui.

1. Décrivez le déroulement chronologique de la conduite à tenir à votre arrivée dans l'internat.

Le lendemain, vous prenez contact avec les parents de l'élève pour avoir des nouvelles de celui-ci. Ils vous donnent les éléments suivants.

- Il avait un PAI au collège, qu'il n'a pas souhaité renouveler au lycée.
- Il n'a pas fait de malaise depuis deux ans.
- *A priori*, il a interrompu de son propre chef son traitement depuis la rentrée.

2. Quel expert professionnel de l'équipe éducative allez-vous contacter, une fois en possession de tous ces éléments ?

Lors de la rencontre avec les parents, un nouveau PAI est mis en place avec prescription médicale d'un traitement le soir.

3. Qu'est-ce qu'un PAI (définition du sigle et de son objectif) ? Qui en fait la demande, qui l'élabore, et par qui est-il signé ?

4. Vous avez à réaliser la mise en œuvre opérationnelle de ce PAI : quelle sera votre démarche auprès de l'élève en dehors de l'application du protocole d'urgence ?

(+ 1 point présentation ; + 1 point pour l'analyse et la synthèse)

CORRIGÉ

Questions à réponses courtes (total des questions : 8 points)

Question 1

1. Que veut dire IMC ?

Il s'agit de l'indice de masse corporelle.

2. Quelle est la formule pour le calculer ?

C'est le poids (en kilogrammes) divisé par la taille au carré (en mètres).

3. Que signifie le sigle PNNS ?

C'est le programme national de nutrition santé.

4. Citez quatre recommandations du PNNS.

Les recommandations du PNNS sont :

- consommer cinq portions de fruits et légumes par jour sous toutes leurs formes et en alternant entre fruits et légumes ;
- consommer des féculents à chaque repas et selon l'appétit, c'est-à-dire en faisant varier leur place au sein du repas : en accompagnement (associés à des légumes par exemple), en tant qu'ingrédients de base, ou grâce au pain - complet de préférence ;
- consommer trois ou quatre produits laitiers par jour ;
- consommer une à deux fois par jour des protéines sous forme de viandes, œufs ou poisson en les alternant et en choisissant des viandes non grasses ;
- absorber des matières grasses avec modération et en privilégiant les matières grasses végétales ;
- limiter la consommation de produits sucrés et salés ;
- boire de l'eau à volonté pendant et après les repas et après un effort physique ;
- bouger au moins une heure par jour.

■ Question 2

Si vous réussissez le concours d'infirmier de l'Éducation nationale et de l'enseignement supérieur, par quel statut serez-vous régi ?

L'infirmier de l'Éducation nationale et de l'enseignement supérieur sera un agent de la fonction publique. Il sera classé à la catégorie A.

■ Question 3

Un nouveau calendrier vaccinal a été adopté par le ministère de la Santé en 2013. Citez trois nouvelles particularités par rapport à l'ancien calendrier.

- **Chez le nourrisson :** hépatite B et infections invasives à pneumocoque : le rappel est avancé à l'âge de 11 mois ; rougeole, oreillons et rubéole (ROR) : l'administration de la première dose de vaccin se fait désormais pour tous les enfants à l'âge de 12 mois, quel que soit le mode de garde (en dehors de période épidémique), la seconde dose étant recommandée à l'âge de 16-18 mois.

- **Chez l'enfant et l'adolescent :** Coqueluche : un rappel est désormais recommandé à l'âge de 6 ans, combiné à celui déjà prévu à cet âge-là contre la diphtérie, le tétanos et la poliomyélite avec un vaccin contenant des concentrations normales d'anatoxine diphtérique et d'antigènes coquelucheux (dTcaP) ; Diphtérie, tétanos, coqueluche et poliomyélite : un rappel est désormais recommandé à l'âge de 11-13 ans avec un vaccin contenant des concentrations réduites d'anatoxine diphtérique et d'antigènes coquelucheux (dTcaP). La co-administration est possible avec l'une des trois doses de la vaccination (HPV). Chez les jeunes filles : infections à papillomavirus humains (HPV) : la vaccination est désormais recommandée chez les jeunes filles entre 11 et 14 ans.

- **Chez l'adulte :** Les rappels contre la diphtérie à dose réduite en anatoxine, le tétanos et la poliomyélite (dTP) se font désormais à âge fixe et sont recommandés aux âges de 25, 45 et 65 ans, puis, tenant compte de l'immunsénescence au-delà de 65 ans, à 75 ans, 85 ans, etc. ; un rappel contre la coqueluche à dose réduite en antigènes coquelucheux est recommandé à l'âge de 25 ans (dTcaP) chez les personnes n'ayant pas reçu de vaccin coquelucheux depuis plus de cinq ans, en complément de la stratégie de cocooning[1].

Question 4

Citez six des sept priorités de santé développées par le ministère de l'Éducation nationale dans la circulaire du 2 décembre 2011 (circulaire n° 2011-216) relative à la politique éducative de santé dans les territoires académiques[2].

- Objectif 1 : Faire acquérir aux élèves des bonnes habitudes d'hygiène de vie.
- Objectif 2 : Généraliser la mise en œuvre de l'éducation nutritionnelle et promouvoir les activités physiques (intégrant la prévention du surpoids et de l'obésité).
- Objectif 3 : Généraliser l'éducation à la sexualité, faciliter l'accès à la contraception et maintenir un bon niveau d'information sur le VIH/sida et les principales IST.
- Objectif 4 : Généraliser la prévention des conduites addictives.
- Objectif 5 : Organiser la prévention des « jeux dangereux ».
- Objectif 6 : Repérer les signes d'alerte témoignant du mal-être et organiser, le cas échéant, la prise en charge des élèves repérés.
- Objectif 7 : Renforcer l'éducation à la responsabilité face aux risques (formation aux premiers secours).

Grande question 5 (total : 10 points)

Quelques jours après la rentrée de septembre, dans le lycée professionnel où vous êtes affecté, vous êtes appelé en urgence à l'internat à 21 h 30 pour un élève de 16 ans qui est victime d'un malaise. Vous n'avez pas connaissance de problèmes de santé particuliers le concernant. À votre arrivée, il est allongé au sol, inconscient, mais il respire. Vous observez qu'il a les yeux révulsés, qu'il présente des secousses musculaires et qu'il a uriné. Ses camarades sont paniqués autour de lui.

1. Vaccination des adultes ayant un projet parental et, à l'occasion d'une grossesse, les membres de l'entourage familial (enfant qui n'est pas à jour pour cette vaccination, adulte qui n'a pas reçu de vaccination contre la coqueluche au cours des cinq dernières années) et le plus tôt possible après l'accouchement pour la mère.

2. www.education.gouv.fr/pid25535/bulletin_officiel.html?cid_bo=58640

1. Décrivez le déroulement chronologique de la conduite à tenir à votre arrivée dans l'internat.

Dans toute action de soins d'urgences, il est indispensable de respecter les quatre étapes principales.

- **Sécuriser le périmètre** autour de la victime : éloigner les élèves de la victime en les rassurant car ils paraissent paniqués. Leur demander de prévenir un agent administratif du lycée de la situation présente, et également pour qu'il puisse orienter les secours vers l'internat.

- **Examiner la victime** :

- données de la victime : élève de 16 ans ayant fait un malaise à 21 h 30 sans problème de santé connu ;

- examen clinique : élève inconscient : **vérifier la perte de connaissance** par des ordres simples : « Vous m'entendez ? » Prenez les deux mains de la victime en disant : « Serrez-moi les deux mains ! Ouvrez les yeux ! » Si elle n'a aucune réaction aux *stimuli* et questions posées, la victime est bien inconsciente. Allonger la victime sur le dos et libérer les voies aériennes pour vérifier si elle respire : vérifier la respiration pendant 10 secondes ; écouter et sentir le souffle dégagé par le nez sur son visage. Regarder également le soulèvement de la cage thoracique en posant une main sur l'abdomen de la victime. La victime a également les yeux révulsés, a des secousses musculaires et a uriné. Il s'agit probablement d'une crise convulsive.

- **Alerter le 15** en se présentant, en donnant la localisation exacte du lycée ainsi que celle de l'internat. Transmettre au médecin régulateur les premières données cliniques de l'élève.

- **Agir pour secourir** :

- rassurer la victime et desserrer ses vêtements ;

- mettre l'étudiant en position latérale de sécurité car il respire. De plus, cette position permet de garder l'alignement correct de la tête et du tronc, et également de prévenir un éventuel vomissement qui peut être inhalé par la victime ;

- vérifier la bouche (généralement, en cas d'épilepsie, la victime se mord la langue et peut saigner ou s'étouffer avec son sang) ;

- vérifier si elle présente d'autres traumatismes suite à la chute (plaie éventuelle au niveau de la tête, du visage...) ;

- rester auprès de la victime jusqu'à l'arrivée des secours en surveillant en permanence qu'elle respire toujours.

- **Transmettre ses observations et actions suite à la situation sur le registre des soins.**

Le lendemain, vous prenez contact avec les parents de l'élève pour avoir des nouvelles de celui-ci. Ils vous donnent les éléments suivants.

- **Il avait un PAI au collège, qu'il n'a pas souhaité renouveler au lycée.**
- **Il n'a pas fait de malaise depuis deux ans.**
- ***A priori*, il a interrompu de son propre chef son traitement depuis la rentrée.**

2. Quel expert professionnel de l'équipe éducative allez-vous contacter, une fois en possession de tous ces éléments ?

Il faut contacter le médecin scolaire.

Lors de la rencontre avec les parents, un nouveau PAI est mis en place avec prescription médicale d'un traitement le soir.

3. Qu'est-ce qu'un PAI (définition du sigle et de son objectif) ? Qui en fait la demande, qui l'élabore, et par qui est-il signé ?

Un PAI est un projet d'accueil individualisé. Il est mis en place pour l'enfant ou l'adolescent atteint de maladie chronique, d'allergie et d'intolérance alimentaire nécessitant une prise en charge à long terme. Il a pour objectif de définir la prise en charge dans le cadre scolaire de l'élève, au regard de ses spécificités, et d'assurer la communication avec la communauté éducative de l'établissement. Il doit lui permettre de suivre une scolarité normale ou d'être accueilli en collectivité. Il recense les mesures à prendre pour faciliter la vie de l'enfant ou adolescent dans la collectivité, en précisant les adaptations apportées à la vie de l'élève pendant son temps de présence dans l'établissement. Aucun diagnostic médical n'y sera transcrit.

Il est demandé par la famille de l'élève et/ou le chef d'établissement. Il est élaboré par le directeur de la collectivité et le médecin scolaire (ou celui de la structure d'accueil), à partir des données transmises par le médecin traitant de l'enfant. Il est signé par tous les partenaires du projet : à savoir la famille, l'enfant ou l'adolescent, le médecin traitant de l'élève, le chef d'établissement, le représentant des collectivités locales, le médecin scolaire, l'infirmier scolaire et les autres intervenants : AVS, orthophoniste...

4. Vous avez à réaliser la mise en œuvre opérationnelle de ce PAI : quelle sera votre démarche auprès de l'élève en dehors de l'application du protocole d'urgence ?

Entretien avec l'élève : Recevoir l'élève pour lui expliquer la finalité de ce projet d'accueil individualisé (PAI). Il faut le rassurer car cela ne change en rien sa scolarité. Ce dispositif vise à lui permettre de recevoir son traitement en respectant la posologie prescrite (administration d'une dose le soir).

Recueil de l'ordonnance et du traitement de l'élève : L'infirmier doit récupérer l'ordonnance de traitement ainsi que la thérapeutique qui seront stockées au sein de l'infirmerie.

Confirmation de l'heure de prise thérapeutique avec l'élève : L'infirmier doit choisir, avec l'élève, l'heure la plus judicieuse pour lui pour prendre le traitement soit après le dîner soit avant d'aller se coucher. Le lycéen doit venir directement à l'infirmerie pour prendre son traitement.

Mise en place de la traçabilité de l'administration médicamenteuse : L'infirmier doit tracer, sur le carnet de suivi de l'élève, les doses administrées ainsi que les éventuelles observations sur l'état général de l'adolescent (signes cliniques ressentis par l'élève ? malaise ? somnolence ?...).

À SAVOIR

Tout PAI doit être accompagné d'un protocole d'intervention d'urgence. En effet, le médecin référent de l'enfant doit rédiger un protocole destiné aux enseignants qui encadrent l'élève. Dans ce protocole, il est précisé :

- l'identité de l'élève, sa classe, sa date de naissance ;
- la composition de la trousse d'urgence ;
- la liste des signes d'appels ou symptômes visibles avec la conduite à tenir spécifique : les signes requérant une surveillance attentive et les signes requérant l'appel immédiat des secours (le 15 ou 112).

Le médecin référent y appose sa signature et son cachet.

SUJET N° 6 | TOULOUSE, MARS 2014

SUJET

Question 1

Vous êtes en poste infirmier dans un lycée général. Une jeune fille de 16 ans, élève de 2de, se présente à l'infirmerie. Elle vient de manger pour la première fois à la restauration scolaire. L'élève se plaint de démangeaisons autour des yeux, de « sentir gonfler son visage ». Vous remarquez l'apparition d'éruptions cutanées au niveau du cou lorsqu'elle vous parle.

1. Quel diagnostic infirmier pouvez-vous poser ?

2. Expliquez la conduite à tenir dans le cadre de votre rôle propre et prescrit.

3. La situation de crise passée, quelles orientations pouvez-vous donner à la famille ? Que mettez-vous en place au niveau du lycée ?

Question 2

Vous êtes infirmier dans un collège et sur son secteur ; un enseignant de CE2 vous interpelle lors de votre passage pour évoquer avec vous le cas d'un élève qui le préoccupe : « Je trouve Mathieu très discret, voire renfermé et, de plus, il est en situation d'échec scolaire. Peux-tu le voir ? »

1. Lors de votre dépistage infirmier approfondi, vous remarquez sur les bras de Mathieu de nombreux hématomes et des marques de strangulation. Vous êtes amené à le questionner très succinctement. Il vous répond que c'est sa mère qui se met en colère contre lui, « parce qu'il n'est pas sage ». Quelle est votre démarche prioritaire ?

2. Quel suivi pouvez-vous faire ?

Question 3

Vous êtes infirmière en internat. Ce jeudi matin, 8 heures, deux jeunes filles internes se présentent à l'infirmerie en invoquant des démangeaisons importantes surtout pendant la nuit.

1. Quelle est la conduite à tenir ?

Après consultation médicale, il s'avère que ces jeunes filles ont la gale.

2. Donnez la définition et les signes de la gale ainsi que la conduite à tenir au niveau de l'établissement.

CORRIGÉ

Question 1

Vous êtes en poste infirmier dans un lycée général. Une jeune fille de 16 ans, élève de 2de, se présente à l'infirmerie. Elle vient de manger pour la première fois à la restauration scolaire. L'élève se plaint de démangeaisons autour des yeux, de « sentir gonfler son visage ». Vous remarquez l'apparition d'éruptions cutanées au niveau du cou lorsqu'elle vous parle.

1. Quel diagnostic infirmier pouvez-vous poser ?

Nous pouvons citer les deux diagnostics suivants :

- risque de suffocation, ou
- risque de perturbation des échanges gazeux.

En effet, la jeune fille a probablement fait une allergie alimentaire dont le risque est le choc anaphylactique avec détresse respiratoire.

2. Expliquez la conduite à tenir dans le cadre de votre rôle propre et prescrit.

- Rassurer la jeune fille.
- Mettre en repos la jeune fille en position assise.
- Desserrer les vêtements.
- Se renseigner sur l'état de santé de la jeune fille (si elle a connaissance d'éventuelles allergies ? si elle prend un traitement particulier ? si ce type d'éruption s'est déjà produit auparavant ?)
- Ne rien donner à boire à la victime car risque de fausse route.

Actions relevant du rôle prescrit

- Appeler le 15 et exposer la situation (symptômes apparus en postprandial) et le tableau clinique présenté par la victime, évocateur d'une probable allergie alimentaire.

- Œdème du visage : c'est le début d'un œdème de Quincke.
- Démangeaisons autour des yeux et apparition d'éruptions cutanées au niveau du cou : signes de crise d'urticaire.

• **Nous sommes face à une urgence vitale**. Demander l'avis du médecin régulateur pour savoir s'il faut injecter ou non en sous-cutané de l'adrénaline. Dans toutes les infirmeries, cette thérapeutique doit être disponible.

• Surveiller, en attendant les secours, la survenue d'autres signes cliniques d'une allergie alimentaire :

- si crise d'asthme se manifestant par une respiration difficile et/ou l'impression d'étouffer et/ou des difficultés à parler et/ou des sifflements et/ou une toux : signifier au médecin régulateur l'aggravation de l'état de santé de la victime. Il peut autoriser à faire inhaler avec une chambre d'inhalation trois bouffées de Salbutamol à la jeune fille ;
- si malaise avec démangeaisons et/ou gêne respiratoire et/ou douleurs abdominales et/ou nausées, vomissements.

• Devant toute aggravation de l'état de santé de la victime, interroger le médecin régulateur qui indiquera la conduite à tenir en attendant les secours.

• Prévenir les parents.

• Tracer sur le registre de soins les actions infirmières relevant du rôle propre et celles relevant du rôle prescrit avec éventuellement les thérapeutiques administrées sur les indications du médecin régulateur (nom du médicament, dosage, voie d'administration).

3. La situation de crise passée, quelles orientations pouvez-vous donner à la famille ? Que mettez-vous en place au niveau du lycée ?

Dans le cas de cette jeune fille, nous pouvons suggérer à la famille la mise en place d'un projet d'accueil individualisé (PAI). En effet, ce type de dispositif permettra à la jeune fille de suivre sa scolarité normalement et de bénéficier d'un menu spécial à la cantine, sans aliment allergène. De plus, ce PAI permettra également d'avoir un protocole d'urgence pour l'équipe pédagogique dans le cas où l'adolescente ingérerait l'aliment allergène.

Ce qui peut être fait par l'infirmier auprès de la famille

• Si allergie non connue : orienter la jeune fille vers son médecin traitant pour qu'un examen médical approfondi puisse être fait avec recherche des allergies alimentaires.

• En fonction de ces résultats, le PAI pourra être mis en place dans le lycée.

• En fonction des conclusions médicales, une prescription avec la liste des médicaments de premier secours sera fournie à la famille. Cette dernière devra réunir ces traitements dans une trousse accompagnée de l'ordonnance, et la confiera à l'infirmerie. La famille doit régulièrement vérifier la date de péremption des médicaments prescrits.

Ce qui peut être fait auprès de l'établissement scolaire

• Voir avec le responsable restauration s'il y a possibilité d'avoir un régime adapté aux allergies alimentaires de la jeune fille.

• En cas de non-possibilité, prévoir avec la famille d'apporter un panier-repas.

• Former l'équipe pédagogique aux gestes de secours en cas d'allergie alimentaire. En effet, l'équipe pédagogique fait partie intégrante du PAI. Elle devra donc connaître les gestes à faire en cas de survenue de signes d'appel ou de symptômes spécifiques.

• Indiquer à l'équipe la localisation exacte de la trousse de secours.

• En cas de remplacement d'un enseignant, il devra être formé à ce dispositif.

• En cas de voyage scolaire, l'équipe pédagogique devra emporter la trousse d'urgence avec l'ordonnance médicale et noter également les numéros de téléphone d'urgence du lieu du déplacement à l'étranger.

Ce qui peut être fait auprès de la jeune fille

• Elle doit être intégrée dans ce PAI. L'infirmier a un rôle éducatif auprès de cette adolescente. Si l'allergie alimentaire est confirmée et l'allergène isolé, l'infirmier devra bien insister auprès de la jeune fille sur l'obligation de ne pas ingérer cet aliment, même en petite quantité. Une action éducative sera faite pour lui expliquer les gestes de premiers secours. Ainsi, elle pourra également dicter ces gestes à une tierce personne.

• Rencontrer régulièrement la jeune fille et l'interroger sur son quotidien. Est-ce que cette allergie alimentaire a bouleversé ses habitudes de vie ? Comment gère-t-elle ses repas ? etc.

Question 2

Vous êtes infirmier dans un collège et sur son secteur ; un enseignant de CE2 vous interpelle lors de votre passage pour évoquer avec vous le cas d'un élève qui le préoccupe : « Je trouve Mathieu très discret, voire renfermé et, de plus, il est en situation d'échec scolaire. Peux-tu le voir ? »

1. Lors de votre dépistage infirmier approfondi, vous remarquez sur les bras de Mathieu de nombreux hématomes, et des marques de strangulation. Vous êtes amené à le questionner très succinctement. Il vous répond que c'est sa mère qui se met en colère contre lui, « parce qu'il n'est pas sage ». Quelle est votre démarche prioritaire ?

Avant-propos

Avant de répondre à la question, nous vous proposons de nous arrêter sur le cadre réglementaire du signalement face à une situation de maltraitance.

Code pénal et signalement

Le signalement doit être réalisé dans le respect des règles relatives au secret professionnel qui s'imposent à tout agent de la fonction publique.

Le signalement doit donc être entendu comme un « *écrit objectif comprenant une évaluation de la situation d'un mineur présumé en risque de danger ou en danger nécessitant une mesure de protection administrative ou judiciaire* ».

D'une manière générale, la loi impose à chacun de ne pas se taire et d'agir lorsqu'il a connaissance de la situation d'un enfant en danger.

Ainsi, l'article 434-1 du code pénal fait obligation à quiconque, ayant connaissance d'un crime dont il est encore possible de prévenir ou de limiter les effets ou dont les auteurs sont susceptibles de commettre de nouveaux crimes qui pourraient être empêchés, d'en informer les autorités judiciaires ou administratives. L'article 434-3 du code pénal oblige pareillement quiconque, ayant connaissance de privations ou de mauvais traitements ou d'atteintes sexuelles infligés à un mineur de 15 ans, ou à une personne qui n'est pas en mesure de se protéger en raison de son âge, d'une maladie, d'une infirmité, d'en informer les autorités judiciaires ou administratives. Par ailleurs, le code pénal réprime à la fois l'omission d'empêcher une infraction (article 223-6 alinéa 1er) ainsi que l'omission de porter secours (article 223-6 alinéa 2).

Les officiers publics, les fonctionnaires et autres personnels de l'Éducation nationale : si les dispositions susvisées obligent tous les citoyens, elles s'imposent avec d'autant plus de force à l'égard des fonctionnaires de l'Éducation nationale qui, en application de l'article 40 du code de procédure pénale, sont tenus de donner avis sans délai au procureur de la République de tout crime ou délit dont ils ont connaissance dans l'exercice de leurs fonctions, et de transmettre à ce magistrat tous les renseignements, procès-verbaux et actes qui y sont relatifs.

Règles déontologiques professionnels paramédicaux

« Lorsqu'un infirmier ou une infirmière discerne dans l'exercice de sa profession qu'un mineur est victime de sévices ou de privations, il doit mettre en œuvre les moyens les plus adéquats pour le protéger, en n'hésitant pas, si cela est nécessaire, à alerter les autorités médicales ou administratives compétentes lorsqu'il s'agit d'un mineur de quinze ans. »

(Source : www.justice.gouv.fr/art_pix/guide_enfants_victimes.pdf)

La démarche prioritaire de l'infirmier scolaire est d'**informer les autorités médicales à savoir, le médecin de l'Éducation nationale.** Suite à cette information, un examen médical sera réalisé par le médecin. Une évaluation de la situation de danger de l'élève sera effectuée avec l'équipe de l'école (médecin de l'Éducation nationale, assistante sociale) et également avec la commission de circonscription compétente pour les enfants relevant de l'enseignement préscolaire et élémentaire (CCPE) et avec les services extérieurs concernés (circonscription d'action sociale, hôpital, centre médico-psychologique...). Le but est de mesurer si l'enfant « *présumé à risque* » a besoin d'une protection administrative ou judiciaire. C'est le médecin de l'Éducation nationale qui fera le signalement. Les inspecteurs d'académie seront systématiquement avisés de ces démarches.

Suite à cette évaluation, un signalement sera fait par le médecin soit :

- à l'autorité administrative, c'est-à-dire au président du conseil général du département où réside l'enfant. Ce type de signalement s'effectue dans les situations préoccupantes où il y a une suspicion de maltraitance sans que les faits soient avérés ;
- à l'autorité judiciaire, c'est-à-dire au procureur de la République du département où réside l'enfant si l'enfant est dans un état d'urgence immédiat.

Le signalement devra comporter les coordonnées du rédacteur, les données administratives de l'enfant (nom, prénom, âge) ainsi que celles de ses parents et les éléments qui justifient le signalement : les faits observés sur le corps de l'enfant (hématomes et marques de strangulation) et les faits rapportés par l'enfant (relater exactement les circonstances du recueil de la confidence ainsi que les termes utilisés par la victime). Le courrier doit être précis et se conformer aux faits. Ce signalement se fait le jour de la constatation des faits. Il peut être précédé d'un coup de téléphone ou fax puis confirmé par un écrit dans la journée.

POUR ALLER PLUS LOIN

www.has-sante.fr/portail/upload/docs/application/pdf/2014-11/fiche_memo_maltraitance_enfant.pdf

Tél. vert : Allô maltraitance : 119

2. Quel suivi pouvez-vous faire ?

Il est indispensable de mettre en place des **entretiens réguliers avec l'enfant**. Ces entretiens viseront à évaluer deux paramètres :
- état psychologique de l'enfant : le sommeil, signes généraux (comportement en classe, repli sur soi, pleurs, alimentation ou violence, hyperactivité...) ;
- état physique de l'enfant : présence d'autres lésions physiques sur le corps de l'enfant.

Ces entretiens ne pourront être efficaces que si l'enfant se sent en sécurité et qu'un climat de confiance a pu être mis en place tout au long de la procédure. Le rôle de la psychologue de l'école sera un élément facilitateur dans l'approche de l'enfant.
Il est également indispensable de rencontrer régulièrement les parents pour apprécier le contexte et la dynamique familiale. Ils doivent être associés à ce processus de soin, sauf si le signalement a démontré la dangerosité de leur intervention auprès de l'enfant.

Question 3

Vous êtes infirmière en internat. Ce jeudi matin, 8 heures, deux jeunes filles internes se présentent à l'infirmerie en invoquant des démangeaisons importantes surtout pendant la nuit.

1. Quelle est la conduite à tenir ?

Il faut examiner les deux jeunes filles :
- type de lésions ;
- localisations des lésions ;
- si d'autres élèves de l'internat ont constaté ces démangeaisons ;
- le début des démangeaisons.

Après consultation médicale, il s'avère que ces jeunes filles ont la gale.

2. Donnez la définition et les signes de la gale ainsi que la conduite à tenir au niveau de l'établissement.

Définition

La gale est une ectoparasitose (parasite externe) à *Sarcoptes scabiei* variété *hominis* qui vit dans l'épiderme humain, et qui est à l'origine d'une dermatose très prurigineuse et contagieuse. La contamination est :

- habituellement directe, interhumaine par contacts cutanés prolongés d'un sujet parasité à un autre ;
- parfois indirecte, par contact avec du linge, des vêtements contaminés.

Les signes cliniques

- Incubation de 8 à 15 jours.
- Démangeaisons nocturnes.
- Lésions cutanées au niveau des plis interdigitaux et faces latérales des doigts, face antérieure des poignets et des coudes, bords antérieurs des creux axillaires, ceinture, cuisses, nombril, organes génitaux, plis des seins et des fesses.
- Ces lésions cutanées sont caractérisées par des fins sillons, des vésicules, papules et/ou des plaques squameuses.

La conduite à tenir

- Prévenir le médecin scolaire pour l'aviser de ces deux cas et pour demander une évaluation du risque pour les autres élèves.
- Prévenir les parents des deux élèves pour qu'ils les amènent consulter leur médecin. Les élèves seront en éviction scolaire trois jours après le début du traitement. Elles devront apporter un certificat médical à leur retour. De plus, le médecin traitant jugera de la nécessité de traiter en même temps toutes les personnes ayant eu un contact rapproché avec les jeunes filles, dans l'entourage familial et extra-familial, même en l'absence de lésions cutanées.
- Les deux élèves doivent emporter tous leurs effets personnels (linges, draps, housses de couette, taies d'oreiller, linge de toilette et vêtements) pour qu'ils soient désinfectés avec un produit acaricide.
- Faire effectuer une désinfection des matelas, oreillers, coussins utilisés par les deux élèves, voire des autres lits de la chambre ou du dortoir.
- Expliquer les mesures à prendre par le personnel de l'établissement (agents de service) : mettre des gants à usage unique et une blouse lavable à 60° ou à usage unique pour les activités de ménage.

• Déparasiter tout le linge collectif (serviette, torchons, dossards et autres textiles selon chaque cas) :

- placer le linge lavable à 60° dans un sac plastique avant de le laver au plus vite à 60° ;
- vaporiser le linge non lavable à 60° avec un produit acaricide : butoxyde de pipéronyle (respecter le mode d'emploi - contre-indications chez l'asthmatique), le confiner ensuite dans un premier sac plastique fermé hermétiquement pendant 48 heures. Procéder à un double emballage en sac plastique. Noter la date et l'heure d'application du produit sur la poche. Laver ensuite le linge à la température supportée, car ce produit est irritant.

• Sensibiliser les agents de service et les autres élèves du dortoir au lavage des mains pendant au moins une minute avec du savon liquide et bien sécher.

• En tant qu'infirmier scolaire, effectuer des actions de prévention :

- rappeler qu'il n'y a pas de guérison de la maladie sans traitement prescrit et bien suivi ;
- informer les élèves et les personnels sur les modes de transmission, les mesures de prévention et le traitement ;
- informer les familles par un courrier type.

À SAVOIR

La gale n'est pas une maladie à déclaration obligatoire mais la présence de cas groupés requiert un signalement à l'ARS.

ANNEXES

ANNEXE I | ARRÊTÉ DU 23 OCTOBRE 2012 FIXANT LES RÈGLES D'ORGANISATION GÉNÉRALE, LA NATURE ET LE PROGRAMME DES ÉPREUVES DU CONCOURS DE RECRUTEMENT DES INFIRMIERS DE L'ÉDUCATION NATIONALE ET DE L'ENSEIGNEMENT SUPÉRIEUR

ARRÊTÉ

Arrêté du 23 octobre 2012 fixant les règles d'organisation générale, la nature et le programme des épreuves du concours de recrutement des infirmiers de l'Éducation nationale et de l'enseignement supérieur.

NOR : MENH1234216A

Version consolidée au 8 juin 2015.

Le ministre de l'Éducation nationale, la ministre des Affaires sociales et de la Santé et la ministre de la Réforme de l'État, de la Décentralisation et de la Fonction publique,
Vu la loi n° 83-634 du 13 juillet 1983 modifiée portant droits et obligations des fonctionnaires, ensemble la loi n° 84-16 du 11 janvier 1984 modifiée portant dispositions statutaires relatives à la fonction publique de l'État,
Vu le décret n° 2012-762 du 9 mai 2012 portant dispositions statutaires communes aux corps d'infirmiers de catégorie A des administrations de l'État,
Arrêtent :

Article 1

Le recrutement des infirmiers de l'Éducation nationale et de l'enseignement supérieur prévu à l'article 5 du décret du 9 mai 2012 susvisé s'effectue par voie de concours sur titres comportant une épreuve écrite d'admissibilité et une épreuve orale d'admission, selon les modalités prévues ci-après.

Article 2

Lors de leur demande d'admission à concourir, les candidats déposent un dossier comprenant :

• une copie des titres et diplômes acquis ;

• un *curriculum vitae* détaillé indiquant les formations qu'ils ont suivies, les emplois qu'ils ont éventuellement occupés, les stages qu'ils ont effectués et, le cas échéant, la nature des activités et travaux qu'ils ont réalisés ou auxquels ils ont pris part.

Article 3

La durée et le contenu des épreuves sont les suivants.

1° Épreuve écrite d'admissibilité

Réponse(s) à une ou plusieurs questions concernant l'exercice de la profession d'infirmier (durée : trois heures ; coefficient 1).

Ces questions portent sur les matières figurant au programme fixé pour l'obtention du diplôme d'État d'infirmier et sont abordées dans le cadre des missions que sont amenés à remplir les infirmiers de l'Éducation nationale et de l'enseignement supérieur.

Cette épreuve est notée de 0 à 20.

Nul ne peut être déclaré admissible s'il n'obtient pas une note fixée par le jury qui ne peut être inférieure à 8.

2° Épreuve orale d'admission

Cette épreuve consiste en un entretien du candidat avec le jury (durée : trente minutes ; coefficient 2).

Elle débute par un exposé du candidat d'une durée de dix minutes au maximum sur sa formation et, le cas échéant, son expérience professionnelle.

Au cours de cet exposé, le candidat peut également développer, s'il le souhaite, un projet professionnel.

L'exposé est suivi d'une discussion avec le jury d'une durée de vingt minutes au minimum.

La discussion avec le jury s'engage à partir des éléments présentés par le candidat au cours de son exposé et de ceux figurant dans le dossier qu'il a déposé lors de son inscription.

Elle est destinée à apprécier la motivation et les qualités de réflexion du candidat ainsi que ses connaissances professionnelles et son aptitude à exercer sa profession au regard de l'environnement professionnel des infirmiers de l'éducation nationale et de l'enseignement supérieur et des missions qui leur sont dévolues.

En outre, des questions portant, notamment, sur les règles applicables à la fonction publique de l'État et à l'organisation générale des services centraux, des services déconcentrés et des établissements publics relevant du ministre chargé de l'Éducation nationale et du ministre chargé de l'enseignement supérieur peuvent être posées par le jury.
Cette épreuve est notée de 0 à 20.
Seuls l'exposé et l'entretien avec le jury donnent lieu à notation, à l'exclusion du dossier déposé par le candidat lors de son inscription.
Nul ne peut être déclaré admis à cette épreuve s'il n'obtient pas une note fixée par le jury qui ne peut être inférieure à 10.

Article 4

À l'issue de l'épreuve écrite d'admissibilité, le jury établit par ordre alphabétique la liste des candidats autorisés à prendre part à l'épreuve orale d'admission.

Article 5

À l'issue de l'épreuve orale d'admission, le jury établit par ordre de mérite la liste des candidats définitivement admis et, le cas échéant, une liste complémentaire.
Si plusieurs candidats ont obtenu le même nombre total de points, priorité est donnée à celui qui a obtenu la note la plus élevée à l'épreuve orale d'admission.

Article 6

A modifié les dispositions suivantes :

- Abroge arrêté du 13 mai 2004 (Ab) ;
- Abroge arrêté du 13 mai 2004, art. 1 (Ab) ;
- Abroge arrêté du 13 mai 2004, art. 10 (Ab) ;
- Abroge arrêté du 13 mai 2004, art. 11 (Ab) ;
- Abroge arrêté du 13 mai 2004, art. 2 (Ab) ;
- Abroge arrêté du 13 mai 2004, art. 3 (Ab) ;
- Abroge arrêté du 13 mai 2004, art. 4 (Ab) ;
- Abroge arrêté du 13 mai 2004, art. 5 (Ab) ;
- Abroge arrêté du 13 mai 2004, art. 6 (Ab) ;
- Abroge arrêté du 13 mai 2004, art. 7 (Ab) ;
- Abroge arrêté du 13 mai 2004, art. 8 (Ab) ;
- Abroge arrêté du 13 mai 2004, art. 9 (Ab).

Article 7

La directrice générale des ressources humaines du ministère de l'Éducation nationale est chargée de l'exécution du présent arrêté, qui sera publié au *Journal officiel de la République française*.

Fait le 23 octobre 2012.

Le ministre de l'Éducation nationale,
Pour le ministre et par délégation :
La directrice générale des ressources humaines,
C. Gaudy
La ministre des Affaires sociales et de la Santé,
Pour la ministre et par délégation :
La directrice des ressources humaines,
M. Kirry
La ministre de la Réforme de l'État, de la Décentralisation et de la Fonction publique,
Pour la ministre et par délégation :
Le sous-directeur de l'animation interministérielle des politiques de ressources humaines,
L. Gravelaine

ANNEXE II | DOSSIER RAEP, RECONNAISSANCE DES ACQUIS DE L'EXPÉRIENCE PROFESSIONNELLE (CONCOURS RÉSERVÉ)

MINISTÈRE DE L'ÉDUCATION NATIONALE DE L'ENSEIGNEMENT SUPÉRIEUR ET DE LA RECHERCHE

CONCOURS RÉSERVÉ POUR L'ACCÈS AU CORPS DES INFIRMIERS DE L'ÉDUCATION NATIONALE ET DE L'ENSEIGNEMENT SUPÉRIEUR

SESSION 2015

DOSSIER DE RECONNAISSANCE DES ACQUIS DE L'EXPÉRIENCE PROFESSIONNELLE

DOSSIER À RETOURNER AU RECTORAT EN RECOMMANDÉ SIMPLE, EN TROIS EXEMPLAIRES, AU PLUS TARD LE 17 MARS 2015, LE CACHET DE LA POSTE FAISANT FOI

Le dossier devra être retourné accompagné d'une enveloppe portant l'adresse du candidat et affranchie au tarif en vigueur pour 20 grammes.

Nom : .... **Prénom :** ....

Numéro de candidat/d'inscription (champ obligatoire) : ....

À ...., le .../.../...

Signature du demandeur :

DOCUMENT DESTINÉ AU SERVICE CONCOURS DU RECTORAT
DÉCLARATION SUR L'HONNEUR

Je soussigné(e) ....

Souhaite me présenter au concours réservé d'infirmier de l'Éducation nationale et de l'enseignement supérieur.

Récapitulatif des documents à joindre à votre dossier (cocher les cases) :

- photocopie(s) d'attestations de formation ;
- le cas échéant, deux documents, travaux ou actions au maximum.

Je déclare sur l'honneur :

❑ l'exactitude de toutes les informations figurant dans le présent dossier* ;

❑ avoir pris connaissance du règlement concernant les fausses déclarations**.

À ...., le .../.../... Signature du candidat

* selon les dispositions de l'article 20 de la loi n° 84-16 du 11 janvier 1984 modifiée, portant dispositions statutaires relatives à la fonction publique de l'État, la vérification des conditions requises pour concourir doit intervenir au plus tard à la date de la nomination.
Il ressort de ces dispositions que :
• la convocation des candidats aux épreuves ne préjuge pas de la recevabilité de leur demande d'inscription ;
• lorsque le contrôle des pièces fournies montre que des candidats ne remplissent pas les conditions requises pour faire acte de candidature, ils ne peuvent ni figurer, ni être maintenus sur la liste d'admission, ni être nommés dans le grade supérieur, qu'ils aient été ou non de bonne foi.

**En cas de fausses déclarations, le candidat est passible des sanctions pénales prévues par les articles 441-6 et 441-7 du code pénal.
La loi n° 78-17 du 6 janvier 1978 relative à l'informatique, aux fichiers et aux libertés s'applique aux réponses faites sur ce formulaire. Elle garantit au candidat un droit d'accès et de rectification pour les données personnelles le concernant auprès de l'autorité compétente.

VISA DE L'AUTORITÉ COMPÉTENTE

Je soussigné(e) ....

ayant la qualité de ....

certifie que ....

exerce dans mes services en qualité de ....

À ...., le .../.../... Signature et cachet du bureau/service

PREMIÈRE PARTIE

VOTRE IDENTITÉ

NOM DE FAMILLE : ....

NOM D'USAGE : ....

Prénom(s) : ....

Date et lieu de naissance : .../.../... ....

Adresse (n° , rue, avenue, etc.) :

....

....

Code postal : .... Ville : ....

Téléphone :

Domicile : .... Portable : ....

Bureau : ....

E-mail : ....@..

.....................................@..

VOTRE SITUATION ACTUELLE :

Cochez les cases et renseignez les champs correspondant à votre situation.

❑ **AGENT NON TITULAIRE DE DROIT PUBLIC**

Administration/Établissement : ....

Service : ....

Niveau des fonctions (A, B ou C) : ....

En exercice depuis : ....

❑ **AUTRE SITUATION** (demandeur d'emploi, salarié du secteur privé, etc.)

Précisez : ....

DEUXIÈME PARTIE

VOTRE PARCOURS DE FORMATION

LES FORMATIONS (PROFESSIONNELLES CIVILES ET MILITAIRES, STAGES, CONGÉS DE FORMATION, etc.)

Indiquez systématiquement pour chacune d'entre elles la durée exacte de la formation suivie.

PÉRIODE	DURÉE	ORGANISME DE FORMATION	SPÉCIALITÉ	INTITULÉ DE LA FORMATION ET DU TITRE ÉVENTUELLEMENT OBTENU
Du : .... Au :	....	....	....	....
Du : .... Au :	....	....	....	....
Du : .... Au :	....	....	....	....
Du : .... Au :	....	....	....	....
Du : .... Au :	....	....	....	....
Du : .... Au :	....	....	....	....
Du : .... Au :	....	....	....	....

Vous pourrez joindre une attestation de vos formations.

TROISIÈME PARTIE

VOTRE EXPÉRIENCE PROFESSIONNELLE

VOS SERVICES OU ACTIVITÉS ANTÉRIEURES EN TANT QU'AGENT PUBLIC OU DANS LE SECTEUR PRIVÉ.

Présentez dans le tableau ci-dessous tous les emplois que vous avez occupés, en commençant par l'expérience la plus récente.

PÉRIODE (EN CAS DE TEMPS PARTIEL, PRÉCISER EN % LA QUOTITÉ HEBDOMADAIRE TRAVAILLÉE)	DURÉE	NOM, ACTIVITÉ ET LIEU DE L'ORGANISME	ACTIVITÉ (EMPLOI/ FONCTION, SERVICE, NIVEAU OU CATÉGORIE A/B/C)	COMPÉTENCES ACQUISES
Du : .... Au : .... Quotité (en %)	....	....	....	....
Du : .... Au : .... Quotité (en %)	....	....	....	....
Du : .... Au : .... Quotité (en %)	....	....	....	....
Du : .... Au : .... Quotité (en %)	....	....	....	....
Du : .... Au : .... Quotité (en %)	....	....	....	....
Du : .... Au : .... Quotité (en %)	....	....	....	....

QUATRIÈME PARTIE

RAPPORT D'ACTIVITÉ

Présentez les éléments qui constituent, selon vous, les acquis de votre expérience professionnelle et vos atouts au regard des connaissances, compétences et aptitudes recherchées (1 à 2 pages dactylographiées maximum).
Vous pourrez en outre joindre ou présenter deux documents, travaux ou actions au maximum réalisés au cours de vos activités, qu'il vous paraîtrait pertinent de porter à la connaissance du jury.

....

....

....

....

....

....

....

....

....

....

....

ACCUSÉ DE RÉCEPTION DU DOSSIER DE RAEP POUR LE CONCOURS RÉSERVÉ D'INFIRMIER DE L'ÉDUCATION NATIONALE ET DE L'ENSEIGNEMENT SUPÉRIEUR 2015

À REMPLIR PAR LE CANDIDAT

Nom de famille : ....

Nom d'usage : ....

Prénom : ....

Date de naissance : .../.../...

Adresse :

....

....

CADRE RÉSERVÉ À L'ADMINISTRATION

Madame, monsieur,

DOSSIER N° : 2015/...............

Votre dossier de RAEP a été enregistré le : .../.../...

Nom et signature de l'autorité administrative

....

NOTES

Concours fonction publique

Studyrama

25 thèmes de note de synthèse
100 entraînements à l'entretien oral (B et A)
100 entraînements épreuve orale et mise en situation professionnelle (C)
100 fiches et QCM sur les collectivités territoriales
100 fiches sur les institutions
120 fiches sur les institutions
200 questions d'actualité politique, économique et sociale
500 QCM et tests psychotechniques
500 QCM sur les institutions politiques françaises
500 tests psychotechniques
600 QCM d'histoire contemporaine
800 QCM d'actualité politique, économique et sociale
800 QCM et tests d'aptitude et de personnalité
800 QCM institutions, droit, finances publiques, économie
1000 QCM de culture générale
1000 QCM d'entrée dans la fonction publique
1200 QCM de culture générale
1500 QCM sur les collectivités territoriales
1500 tests psychotechniques
Adjoint administratif d'Etat
Adjoint administratif territorial
Adjoint administratif territorial - examen professionnel
Adjoint des cadres hospitaliers
Adjoint de sécurité
Adjoint technique territorial
Adjoint territorial d'animation
Adjoint territorial du patrimoine de 1re classe
Agent de constatation des douanes
Agent de maîtrise territorial
Agent social territorial
Agent spécialisé de police technique et scientifique
Agent territorial de 1re classe
Animateur territorial
Annales corrigées adjoint administratif
Annales corrigées agent de constatation des douanes
Annales corrigées ATSEM/ASEM (concours externe - interne - 3e concours)
Annales corrigées attaché territorial (concours externe)
Annales corrigées attaché territorial (concours interne et 3e concours)
Annales corrigées contrôleur des douanes
Annales corrigées CRPE

Annales corrigées gardien de la paix
Annales corrigées gendarme
Annales corrigées secrétaire administratif et SAENES
Annales corrigées sapeur-pompier professionnel
Annales corrigées surveillant de l'administration pénitentiaire
Attaché territorial
Assistant médico-administratif
Assistant socio-éducatif territorial
Assistants territoriaux de conservation du patrimoine et des bibliothèques
ATSEM/ASEM (concours externe - interne - 3e concours)
Auxiliaire de puériculture territorial de 1re classe
Auxiliaire de soins territorial de 1re classe
B.a. ba de culture générale
B.a. ba de droit
B.a. ba de français
B.a. ba de maths
B.a. ba sur les institutions
Comptabilité
Concours commun : Trésor public, impôts, douanes, DGCCRF
Concours d'entrée à l'EHESP
Concours des IRA
Conseiller pénitentiaire d'insertion et de probation
Contrôleur des douanes
Contrôleur des finances publiques
Contrôleur des impôts : épreuve d'admissibilité
Contrôleur des impôts
CRPE 20 étapes pour réussir l'épreuve écrite de français
CRPE 20 étapes pour réussir l'épreuve écrite de mathématiques
CRPE première épreuve orale : mise en situation professionnelle
CRPE deuxième épreuve orale : EPS et connaissance du système éducatif
CRPE Toutes les épreuves d'admissibilité
CRPE Toutes les épreuves d'admission
Dictionnaire de l'administration
Éducateur territorial de jeunes enfants
Engagé volontaire de l'Armée - Préparer les épreuves de sélection
Épreuves de synthèse
Éthique et responsabilité
Examen de niveau des DRJSCS
Français
Gardien de la paix
Gardien de la paix - 1000 QCM sur les connaissances fondamentales
Gardien de la paix - 1000 QCM sur les connaissances générales
Gardien de la paix - 1000 QCM sur les connaissances professionnelles

Gardien de police municipale et garde champêtre
Gendarme
Gendarme adjoint volontaire
Infirmier de l'Éducation nationale et de l'enseignement supérieur
La culture générale en 1000 questions Tome 1
La culture générale en 1000 questions Tome 2
La culture générale
La dissertation aux concours administratifs
La dissertation de culture générale
La note administrative et la note opérationnelle
La note de synthèse, catégories B et A
La lettre administrative
L'épreuve de gestion des collectivités territoriales (Concours ENA/INET)
L'épreuve de QRC
Le résumé de texte
L'intégrale de la culture générale
Lieutenant et capitaine des sapeurs-pompiers professionnels
L'oral au CRPE
L'oral aux concours de la fonction publique
Magasinier principal des bibliothèques de 2e classe
Mathématiques et tableaux numériques
Panorama de culture générale
Pompier
Préparer l'épreuve de QCM
Préparer l'oral
QCM et QRC de culture générale
Rédacteur territorial (concours externe)
Rédacteur territorial (concours interne et 3e concours)
Rédacteur territorial - examen professionnel
Résolution de cas pratique, rédaction de rapport
SAENES (Secrétaire administratif de l'Education nationale et de l'Enseignement supérieur)
S'améliorer en orthographe et préparer le Certificat Voltaire®
Sapeur-pompier professionnel
SASU
S'entraîner aux QRC
Secrétaire administratif
Sous-officier de gendarmerie
Sujets de culture générale
Surveillant de l'administration pénitentiaire
Technicien territorial
Tests d'orthographe de difficulté progressive
Tests psychotechniques de difficulté progressive
Thèmes 2016 - Concours IRA

34/38, rue Camille-Pelletan - 92309 Levallois-Perret cedex
Imprimerie La Sepec - 01960 Péronnas - 10803160905
Imprimé en France - 4e trimestre 2016

Service éditorial : Marjorie Champetier, Nathanaël Deniau, Benjamin Dias Pereira,
Paul Fouillade, Deborah Lopez, Élodie Sebbah
Conception graphique : Catherine Aubin

Dépôt légal à parution
ISBN 978-2-7590-3272-3

PEFC 10-31-1470 / Certifié PEFC / Ce produit est issu de forêts gérées durablement et de sources contrôlées. / pefc-france.org